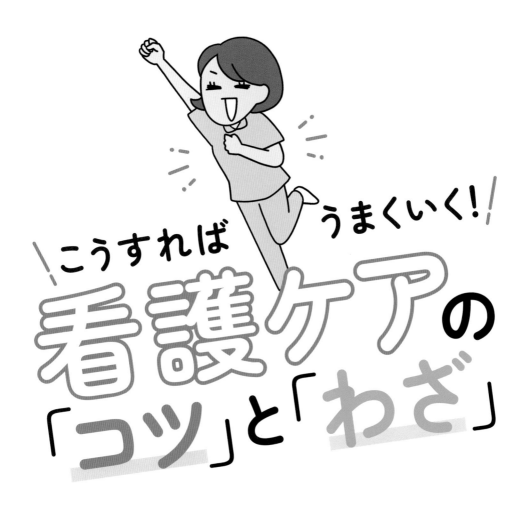

こうすれば うまくいく！ 看護ケアの「コツ」と「わざ」

監修 道又元裕　編著 露木奈緒　清水孝宏

照林社

序　文

　臨床実践の場では、それなりの長い歴史の経過において、幾多の看護師によって数多の看護技術が許多に余る患者に提供されてきました。その看護技術の技術手技や技術の妥当性を支える根拠は、実践の検証の積み重ねによって進化・変化を遂げてきたものがほとんどです。あるいは、いわゆる昔から変わらぬままに、また、変わらなくてもよくて提供されているものがあります。いずれにせよ、これらの一つひとつの技術は、おそらくはそもそもの技術の基本を守りながら、患者個々に対して「勘どころ」とも言われる「コツ（骨）」や「わざ（創意工夫された方法、仕方）」を交えながら提供されていることが多いはずです。

　その中には、もしかすると技術を提供する看護師にとって効率的に、また、技術そのものが患者にとって効果的に提供され、多くの看護師が参考にすべき、根拠に培われ、かつ創意工夫に富んだ技術が提供されていることが多いはずです。

　そこで、エビデンスに則って基本を大切に行うスタンダードな方法に加えて、エキスパートナースならではの「コツ」や「わざ」を生かした方法を2017年の『エキスパートナース5月臨時増刊号』で発刊し、今回、その内容を見直して書籍として編纂しました。

　本書の概要は、看護師が臨床現場で日々行っている看護ケアのいくつかを取り上げ、「基本はこうする」というスタンダード技術と、「コツやわざを利用してうまく行う」技術を紹介するものです。主な項目は、バイタルサイン、フィジカルアセスメント、点滴・輸液・採血、人工呼吸ケア、気管吸引、酸素療法、ドレーン・チューブ管理、モニタ管理、創傷・褥瘡、失禁、ストーマケア、食事介助、摂食嚥下リハビリテーション、経腸栄養、口腔ケア、小児看護となっています。

　いずれをとっても、エキスパートナース達が行う看護技術そのもので、経験豊富な看護師に学ぶところはとても多いと思います。

　エキスパートナース達の看護技術を知れば、これまでの看護ケアの見直しもできます。もっとうまく、より確実に安全に、そして効率よくできる方法をお伝えしています。

2023年5月

道又元裕

CONTENTS

序文 ……………………………………………………………………………………………… i

Part 1 バイタルサイン・フィジカルアセスメント

バイタルサイン
効率よいバイタルサイン測定のために測定の順番を決めておく
…………………………………………………………………… 若林留美／塚原大輔　2

脈拍
①機器の示す脈拍数はあくまで参考値。患者に触れて脈のリズムや強弱を感じとる
…………………………………………………………………… 若林留美／塚原大輔　4

②脈を感じとれないときは、患者の手首の角度を少しずつ変える
…………………………………………………………………… 若林留美／塚原大輔　6

血圧
急変時は、まず頸動脈触知によって収縮期血圧のめやすをつける
…………………………………………………………………… 若林留美／塚原大輔　8

聴診
副雑音発生時には、吸気・呼気のどのタイミングで起こったかを意識する
…………………………………………………………………… 後藤順一／尾野敏明　10

呼吸
呼吸回数は、呼吸器以外の体内の代謝異常を知らせる
バイタルサインである ……………………………………………… 清水孝宏　13

意識
意識レベルの低下をけっして見逃さないようにする ………………… 清水孝宏　15

ショック
ショック徴候は何より大事。けっして見逃さないようにする ……… 清水孝宏　18

触診
深触診では肝臓・脾臓を、浅触診では気管偏位が確認できる
…………………………………………………………………… 後藤順一／尾野敏明　21

打診
打診では、胸腔・腹腔のガスや液体貯留、臓器の大きさや可動範囲がわかる
…………………………………………………………………… 後藤順一／尾野敏明　24

視診
努力呼吸の徴候を見逃さない ………………………………………… 露木菜緒　27

Part 2 点滴・輸液・採血

中心静脈ライン

①投与ルートは、内腔の太さ、開口位置により、投与薬剤の種類や特性を
考慮して選ぶ‥‥‥‥‥‥‥‥‥‥‥ 栄原勇治／久間朝子、藤野智子　30

②CVカテーテル交換時は「同時流し」を、シリンジ交換時は
「2台同時更新」を行う‥‥‥‥ 若林留美、栄原勇治／久間朝子、藤野智子　33

③複数のライン管理のため、色のついたテープやクリップで
まとめて整理する‥‥‥‥‥‥‥‥‥‥‥‥‥ 若林留美／久間朝子　37

④輸液ラインはゆとりがある長さにして、ポンプのコード類は整理する
‥‥‥‥‥‥‥‥‥‥‥‥‥‥‥‥‥‥‥‥ 若林留美／久間朝子　39

末梢静脈ライン

①静脈炎予防のため、血管への化学的・物理的刺激を軽減する
‥‥‥‥‥‥‥‥‥‥‥‥‥‥‥‥‥‥‥‥ 亀井有子／清水孝宏　42

②血管外漏出予防のため、
「血管の選択」「ルートの固定」「チューブの"くせ"」を重視する
‥‥‥‥‥‥‥‥‥‥‥‥‥‥‥‥‥‥‥‥ 亀井有子／清水孝宏　44

③静脈炎予防のため、
「太い・血流量の多い血管」「24Gほどの細いカテーテル」を使用する
‥‥‥‥‥‥‥‥‥‥‥‥‥‥‥‥‥‥‥‥ 亀井有子／清水孝宏　46

薬剤投与

①輸液ポンプで薬液を投与するときは、薬液の実容量を把握しておく
‥‥‥‥‥‥‥‥‥‥‥‥‥‥‥‥‥‥‥‥ 新田理恵／藤巻奈緒美　48

②カテコラミン投与では、時間流量でなく「γ数の計算」で設定する
‥‥‥‥‥‥‥‥‥‥‥‥‥‥‥‥‥‥‥‥ 栄原勇治／藤野智子　50

③がん化学療法薬では、輸液セットで表示されている滴数より
増加させて投与する‥‥‥‥‥‥‥‥‥ 新田理恵／藤巻奈緒美　53

④調製から投与までを確実に遮光下で行う‥‥‥ 新田理恵／藤巻奈緒美　55

薬剤

配合禁忌薬を考えて、ライン選択をする‥‥‥‥‥‥‥‥‥‥ 露木菜緒　57

輸血投与

メインルートから輸血する場合は、
輸液の「細胞浸透圧」と「心負荷」に注意する‥‥‥ 栄原勇治／藤野智子　59

血液製剤

血液製剤取り扱い時のノウハウを理解する‥‥‥‥‥‥‥‥‥ 露木菜緒　62

採血

凝固機能検査の採血は「シリンジでは1本目」「真空管では2本目以降」に行う
‥‥‥‥‥‥‥‥‥‥‥‥‥‥‥‥‥‥‥‥ 若林留美／久間朝子　65

血液培養

血液培養採取時は、嫌気ボトルから入れる？‥‥‥‥‥‥‥‥ 露木菜緒　68

Part 3 人工呼吸ケア・気管吸引・酸素療法

人工呼吸ケア
①呼吸状態の変化（ゆらぎ）を見逃さない ………… 藤田昌子／露木菜緒　72
②廃用性萎縮を防ぐため、ケアの合間にROM運動を行う
　　　　　　　　　　　　　　　　　　　　　　藤田昌子／露木菜緒　75

NPPV
①呼吸状態改善の効果判断は「呼吸数」「血圧」で行う
　　　　　　　　　　　　　　　　　　　　　　藤田昌子／露木菜緒　77
②マスクのフィッティングのために、ベルトを「締めて」から「ゆるめる」
　　　　　　　　　　　　　　　　　　　　　　藤田昌子／露木菜緒　79

気管吸引
①気管吸引が「いま、本当に必要かどうか」きちんと判断してから行う
　　　　　　　　　　　　　　　　　　　　　　藤田昌子／露木菜緒　82
②吸引は、「挿入開始から15秒以内」、吸引圧「20kPa」を超えないように行う
　　　　　　　　　　　　　　　　　　　　　　原田愛子／立野淳子　85
③カフ上部吸引は、シリンジを使用して吸引孔の閉塞を解除して行う
　　　　　　　　　　　　　　　　　　　　　　原田愛子／立野淳子　88
④体位ドレナージは10分間保持できる体位を工夫する
　　　　　　　　　　　　　　　　　　　　　　亀井有子／吹田奈津子　90
⑤吸引前の体位ドレナージは「ポジショニング」の要素も意識して行う
　　　　　　　　　　　　　　　　　　　　　　原田愛子／立野淳子　94

酸素療法
①酸素濃度・流量が一目でわかるカードを常に持ち歩く ……… 露木菜緒　96
②SpO₂は「100％」で管理しない ………………………… 露木菜緒　98
③気管切開患者で痰詰まりしやすいときは、高流量酸素システムの蛇腹を
　冷やさない工夫をする …………………………… 露木菜緒／清水孝宏　100

HFNC
①HFNCは少ない流量から開始して徐々に指示流量まで上昇させる
　　　　　　　　　　　　　　　　　　　　　　露木菜緒／清水孝宏　102
②適切な流量かを判断するために、吸気時に流量が漏れ続けているか確認する
　　　　　　　　　　　　　　　　　　　　　　露木菜緒／清水孝宏　104

Part 4 ドレーン・チューブ管理

心嚢・胸骨下（前縦隔）ドレーン
閉塞防止のためのミルキングを行い、心タンポナーデの徴候に注意する
　　　　　　　　　　　　　　　　　　　　　　藤田昌子／露木菜緒　108

脳室ドレーン
脳圧亢進によるオーバーフローが考えられたらすぐに医師を呼ぶ
　　　　　　　　　　　　　　　　　　　　　　藤田昌子／露木菜緒　111

ドレーン固定
固定のためのテープは丸くカットし、ドレーンは"オメガ留め"にする
………………………………………………………藤田昌子／露木菜緒　114

胃管カテーテル
胃管カテーテルの先端位置を確認し、斜走を防止する
………………………………………………………藤田昌子／露木菜緒　117

Part 5 モニタ管理

パルスオキシメータ
SpO₂値だけで患者状態の評価をしない……………芝田香織／辻本雄大　122
カプノメータ
EtCO₂値だけでなく、既往歴、全身状態をともに考える
………………………………………………………芝田香織／辻本雄大　125

動脈圧・中心静脈圧
動脈圧波形・CVPが、吸気や呼気時に大きくゆらいでいないかチェックする
………………………………………………………芝田香織／辻本雄大　128

混合静脈血酸素飽和度（S⎯vO₂）
波形に変動があったら、その場面で何があったのかを振り返る
………………………………………………………芝田香織／辻本雄大　131

Part 6 創傷・褥瘡・失禁・ストーマケア

創傷
術後離開創では、炎症期は褥瘡と同様に、その後は肉芽形成促進の治療法を行う
………………………………………………………加藤裕子／丹波光子　134

ストーマ
ストーマ周囲皮膚障害では、原因に応じて適切なスキンケアを行う
………………………………………………………加藤裕子／丹波光子　137

失禁
①便失禁時は、発赤を生じる前に軟膏などで皮膚保護を行い、汚れを取る
………………………………………………………加藤裕子／丹波光子　140
②おむつを当てるときはおむつの中心と体の中心を合わせ
漏れないようにする………………………………加藤裕子／丹波光子　143
③膀胱留置カテーテル挿入患者の陰部ケアはこう行う………露木菜緒　145

褥瘡
表皮剥離、びらんなど軽度の褥瘡を発見したら
「体圧管理」「摩擦・ずれ予防対策」を行う………加藤裕子／丹波光子　147

Part 7 食事介助・摂食嚥下リハビリテーション

食事介助
①嚥下反射が困難な場合は「リクライニング位」をとる ···· 中村みゆき 150
②誤嚥を防ぐために顎を引く姿勢になるよう調整する
　　　　　　　　　　　　　　　　　　　　中村みゆき／内川由香 153
③食事を安全に自己摂取するために座位を安定させる ······ 中村みゆき 156

摂食嚥下リハビリテーション
①誤嚥の恐れは、むせ以外からも予測する ······· 中村みゆき／内川由香 157
②嚥下機能の向上のために、間接訓練は日常ケアの中に取り入れて行う
　　　　　　　　　　　　　　　　　　　　中村みゆき／内川由香 159
③摂食嚥下の「先行期」では、認知機能にはたらきかける ····· 中村みゆき 161
④飲み込みが進まない場合は、少量を分けるなど
　　患者の状態に応じた方法で食事介助を行う ····· 中村みゆき／内川由香 163

Part 8 経腸栄養

チューブ管理
チューブ先端位置確認では「X線画像」が第一選択だが、できない場合は
さまざまな代替策を行う ·································清水孝宏／志村知子 166

栄養管理
①栄養剤注入前に水分を入れる「水先投与」で、下痢・嘔吐を予防する
　　　　　　　　　　　　　　　　　　　　清水孝宏／志村知子 168
②再開時には、「6時間以内の胃内残量測定」を行い、「残量400mL」を
　　めやすにする ·································清水孝宏／志村知子 170

内服薬投与
経腸栄養カテーテルから内服薬を入れるときは、「簡易懸濁法」で行う
　　　　　　　　　　　　　　　　　　　　清水孝宏／志村知子 173

Part 9 口腔ケア

口腔アセスメント
①口腔アセスメントは主観で行わず共通のアセスメントツールを使用する
　　　　　　　　　　　　　　　　　　　　　　　　高野　洋 178
②口腔内環境の悪化は誤嚥や発熱の原因となるため、
　　口腔ケアは基本的かつ重要な看護ケア ·························· 清水孝宏 181

口腔環境整備
①口腔内の乾燥を防ぐために有効な"ジェルタイプの保湿剤"を使う
　　　　　　　　　　　　　　　　　　　　高野　洋／茂呂悦子 182
②「洗浄」「拭き取り」によって歯垢を早期に回収する
　　　　　　　　　　　　　　　　　　　　高野　洋／茂呂悦子 186
③口臭予防のため、歯垢や舌苔の洗浄を行って口腔内を清潔にする
　　　　　　　　　　　　　　　　　　　　高野　洋／茂呂悦子 190

Part 10 小児看護

気管吸引

頭部方向や口方向などに角度を変えて鼻腔吸引する
································梅野直哉／中田　諭　194

酸素投与

①酸素投与器具の装着時にはリラックスさせる·····梅野直哉／中田　諭　197

②目標酸素濃度を確認し、小児の状態に合わせて器具を選択する
································梅野直哉／中田　諭　199

モニタ装着

SpO$_2$モニタのプローブ装着ではテープを伸展させた状態で貼らない
································梅野直哉／中田　諭　200

検査

①乳幼児の採尿は、ある程度時間をかけてでも、手順通りに実施する
································梅野直哉　202

②痛みを伴う検査では、会話を通じて検査を受ける環境づくりを行う
································梅野直哉／中田　諭　204

索引 ································207

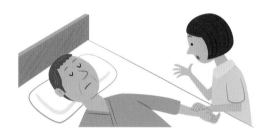

装丁：山崎平太（ヘイタデザイン）
カバーイラストレーション：ヤマサキミノリ
本文イラストレーション：ふるやたかし、今﨑和広
本文DTP：明昌堂

執筆者一覧

監修

道又元裕　一般社団法人Critical Care Research Institute（CCRI）代表理事

編著

露木菜緒　一般社団法人Critical Care Research Institute（CCRI）、集中ケア認定看護師
清水孝宏　一般社団法人Critical Care Research Institute（CCRI）、集中ケア認定看護師

執筆（掲載順）

若林留美　東京女子医科大学病院 看護部、慢性心不全看護認定看護師
塚原大輔　株式会社キュアメド 代表取締役、クリティカルケア認定看護師
後藤順一　社会医療法人河北医療財団 河北総合病院 看護部、急性・重症患者看護専門看護師
尾野敏明　東海大学看護師キャリア支援センター 認定看護師教育課程集中ケア学科教員、
集中ケア認定看護師

粂原勇治　福井大学医学部附属病院 看護部 副看護部長、集中ケア認定看護師
久間朝子　福岡大学病院 救命救急センター、急性・重症患者看護専門看護師
藤野智子　聖マリアンナ医科大学病院 看護部 師長、
集中ケア認定看護師、急性・重症患者看護専門看護師

亀井有子　市立岸和田市民病院 看護局、集中ケア認定看護師、急性・重症患者看護専門看護師
新田理恵　杏林大学医学部付属病院 看護部、がん化学療法看護認定看護師
藤巻奈緒美　独立行政法人静岡県立病院機構 静岡県立総合病院 看護部、がん化学療法看護認定看護師
藤田昌子　前・徳島赤十字病院看護部、集中ケア認定看護師
原田愛子　国立循環器病研究センター PICU/NICU/GCU 副看護師長、クリティカルケア認定看護師
立野淳子　一般財団法人平成紫川会 小倉記念病院 クオリティマネジメント科 科長、
急性・重症患者看護専門看護師

吹田奈津子　日本赤十字社 和歌山医療センター 看護部 看護副部長、集中ケア認定看護師
芝田香織　大分大学医学部附属病院 看護部 3階新病棟（心臓血管外科）看護師長、
集中ケア認定看護師

辻本雄大　奈良県立医科大学附属病院リソースナースセンター、
急性・重症患者看護専門看護師/特定看護師

加藤裕子　つながる訪問看護ステーション管理者、皮膚・排泄ケア特定認定看護師
丹波光子　杏林大学医学部付属病院 看護部 看護師長、皮膚・排泄ケア特定認定看護師
中村みゆき　杏林大学医学部付属病院 看護部 主任、摂食・嚥下障害看護認定看護師
志村知子　日本医科大学付属病院 看護部 主任看護師、
急性・重症患者看護専門看護師、皮膚・排泄ケア認定看護師

髙野　洋　昭和大学藤が丘病院 看護部、集中ケア認定看護師
茂呂悦子　自治医科大学附属病院 看護部 看護師長、集中ケア認定看護師、
急性・重症患者看護専門看護師

梅野直哉　杏林大学医学部付属病院 小児病棟（1-4病棟）看護部 主任、小児救急看護認定看護師
中田　諭　聖路加国際大学 大学院看護学研究科 准教授、集中ケア認定看護師

バイタルサイン・フィジカルアセスメント

効率よい
バイタルサイン測定のために
測定の順番を決めておく

| 若林留美 |

限られた時間でのバイタル測定は"効率重視"で

バイタルサイン測定は、それ自体が測定値に影響を及ぼすことがあるため、なるべくすばやく行う必要があります。朝のラウンド時など、限られた時間で何人もの患者のバイタルサイン測定を実施しなくてはならないため、効率よく行うことが求められます。

そのためには、どの順番でバイタルサイン測定を実施すれば効率がよいのかを考え、並行して行うことが必要です（表1）。

さらに、透析患者ではシャント側、点滴療法中の患者では点滴挿入側での血圧測定はできないため、反対側で体温測定やSpO_2（経皮的動脈血酸素飽和度）測定を実施し、並行して他のバイタルサイン測定を実施することも必要です。

患者に触れて、体熱感の有無を確認しつつ、測定値と比較し正しい体温が測定できているかどうかをアセスメントします。体熱感があるにもかかわらず、体温計の数値に現れていない場合は測定しなおします。

また、「温かい手」で患者に触れることも重要です。冷たい手は患者に不快感を与えるだけでなく、寒冷刺激が交感神経を刺激し、血圧などの変動をもたらすこともあるからです。

表1 バイタルサイン測定：並行して行う時間短縮のコツ

> 声をかけながら、リラックスしてもらう

声かけ	①体温	②脈拍	③血圧	④呼吸	⑤意識
「おはようございます」				呼吸パターン：視診	反応を見る
「検温させてくださいね」					
「お熱、測ってください」	体温計を腋窩（※血圧測定と逆）に挟む				
「血圧、測定しますね」			上腕動脈を探す マンシェット装着		
「酸素の値も測ります」	身体に触れ、熱はありそうなのかどうか確認する			パルスオキシメータ装着（血圧測定とは逆）	
「脈も一緒に見ますね」		上腕動脈でそのまま、脈拍数を測定			
「脈は60（回/分）ですね」		パルスオキシメータの「脈波」波形（または点滅ランプ）も同時に確認する	聴診器を当てて、血圧測定		
「血圧は120/60です」	体温計をチェック（体熱感の有無と測定値を比較する）		マンシェットを外す	SpO_2の値を確認（安定した値を読む）	
「体温はいくつですか」				呼吸回数の確認	
「おちついていますね」		衣服を整える際に、末梢冷感や皮膚・爪の色などを観察			

吹き出し注釈：
- 透析患者のシャント側、点滴側での血圧測定は避けるため、どの位置で測定するのが望ましいか考える
- 指示動作が行えるか、患者の反応を見ながら意識状態の確認を行う
- 血圧測定のために探した上腕動脈を使い、脈拍も確認
- 予測式体温計でも時間はかかるため、その時間に他のバイタルサインを並行して測定する
- 記録や血圧計などの片づけをしながら呼吸回数を測定。意識されないようにする

私はこう考える
効率的な業務の方法を考えることが、成長や良好な関係づくりにつながる

　看護師は日々複数の患者を担当し、他部門との調整を行いながらの多重業務を行わなければならないため、表1のように効率的にバイタルサイン測定を行う必要があります。1日の業務時間は決まっているため、すべての患者に同じ時間をかけることはできません。そのため、測定前にまず申し送りやカルテから収集した事前情報をもとに患者の全体像についてシミュレーションし、訪問する優先順位を決めます。このように、担当する複数の患者から優先順位をつけることは、業務を効率的に行うというだけではなく患者の安全確保にもつながります。効率的とは「時間をかけないこと」ではなく、「短時間で必要な情報を漏れなく収集し、実践につなげること」を意味します。そのために訓練を日々繰り返すことが、看護師としての成長や患者との信頼関係構築につながります。

（塚原大輔）

機器の示す脈拍数はあくまで参考値。患者に触れて脈のリズムや強弱を感じとる

| 若林留美 |

「不整脈」や「末梢循環不全」においては、機器だけでは正確な測定ができない場合も

　パルスオキシメータでSpO_2を測定するときには、同時に「脈波」を感知できるため、脈拍数もカウントできます。

　しかし、心房細動などの不整脈がある場合や、心不全などで末梢循環不全などをきたしている場合は、指先まで十分に血流が行き届かない可能性があるため、パルスオキシメータで脈波を感知できない場合があります。そのようなときは、脈拍数が正しく感知されていないため、表示された脈拍数と実際の脈拍数が違ってきます。表示される数値はあくまでも参考値であり、正しいのかどうかを確認することが必要です。

　脈拍測定は、「数値」だけに注目するのではなく、患者に触れて脈のリズム、強弱、緊張などを感じとることが重要です（図1）。

図1　患者に接して行う脈拍測定

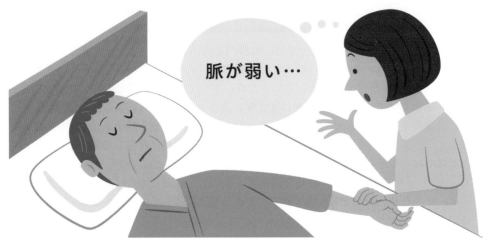

脈が弱い…

私は こう考える

身体を使って得た情報だけでなく、機器の情報にも注目すると さらに質の高いアセスメントに

脈拍測定は基本的技術です。看護師が患者に声をかける、直接触れることによって患者は安心や安堵を感じます。

さらに、生体情報モニタから得られる情報も加えることで、情報量だけでなくアセスメントの質も向上します。

例えば、脈拍測定を行う際、患者に直接触れたときに感じる手の「温かさ」や「冷たさ」、「乾燥」や「湿潤」などの情報は、生体情報モニタを見ているだけではけっして得られません。これらの情報により末梢組織への灌流低下や肺うっ血の判断（急性心不全の病型分類である「ノーリア分類」に必要な情報）ができ、他の情報と統合させることにより異常の早期発見につながります。

（塚原大輔）

COLUMN

ドキドキの吊り橋効果

1974年、ある2人の心理学者が「魅力的な女性が、強い恐怖を感じた男性にとって、より魅力的に映るかを確認」する目的で（魅力的な女性って……？）、「生理・認知説の吊り橋実験」をしました。

それから発展して別の学者が「恋の吊り橋実験」を行ったそうです。この実験は、18～35歳までの独身男性を集め、高さ70mの吊り橋と、揺れない橋の2か所で行われたそうです。男性には橋を渡ってもらい、橋の中央で同じ若い女性が突然アンケートを求め話しかけました。その際、「結果に関心があるなら後日電話をください」と電話番号を教えました。結果、吊り橋のほうの男性18人中9人が電話をかけてきたのに対し、揺れな

い橋の実験では16人中2人しか電話をかけてこなかったといいます。この実験によって、揺れる橋を渡ることで生じた緊張感がその女性への恋愛感情と誤認され、電話がかかってきやすくなったと推論したと言われています。

一方、別の学者が吊り橋の緊張感を恋愛感情と誤認するには、声をかける女性が美人かどうかで結果が左右されるのではと考え、メイクで魅力を低下させた女性で同じ実験を行ったところ、美人ではない場合には吊り橋効果は逆効果だったそうです（え～、やっぱり美人ってどんな女性なんでしょうねえ）。

好きな女性がいるなら、吊り橋へゴー！？

（道又元裕）

脈を感じとれないときは、患者の手首の角度を少しずつ変える

| 若林留美 |

橈骨動脈を基本に、「触覚」に意識を集中する

　脈拍測定は、基本的には橈骨動脈で行います。母指の延長線上の内側に橈骨動脈が走行しているので、そのあたりに第2～4指（示指、中指、環指）の3本の指の腹の部分を沿わせて脈の拍動を感じます。

　橈骨動脈が触れにくく測定が難しいと感じる場合は、3本の指を沿えたまま、患者の手首の角度を少しずつ変える（手首を反らす感じ）と、脈を触れるポイントが見つけられます（図1）。わかりにくいときは、目を閉じて指先の「触覚」に意識を集中させて感じるようにします。

　脈拍が弱い場合、左右差を生じている場合があるため、初回の脈拍測定時は両手の動脈に触れてみることも大切です。左右差の生じる原因として、「大動脈解離」「大動脈炎症候群」「動脈硬化による狭窄」などの病変が考えられます（片側だけ圧迫されて血流が悪くなることでも生じる）。左右差がある場合は、医療チーム全員で共有できるように記録などを利用していきます。

図1 橈骨動脈が触れにくい場合

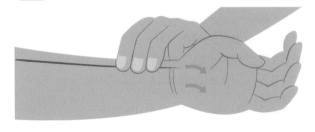

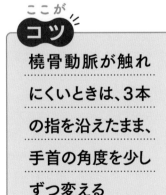

ここが
コツ

橈骨動脈が触れにくいときは、3本の指を沿えたまま、手首の角度を少しずつ変える

　どうしても橈骨動脈が触れにくいときは、心臓に近づけば近づくほど脈波は拾い
やすくなることから、上腕動脈、頸動脈などの動脈を使用します（図2）。
　また、血圧測定は高いほうの腕に統一します。低いほうは狭窄などの病変によっ
て過小評価となっている可能性があるためです。

図2 脈が触れやすい動脈

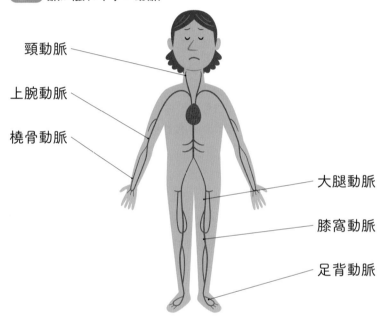

頸動脈

上腕動脈

橈骨動脈

大腿動脈

膝窩動脈

足背動脈

私はこう考える

"いざ"というときの一歩を早めるため、情報をチームで共有する

　このように、脈拍測定では常に左右差を意識しましょう。ただ、これは血圧測定、
呼吸状態の観察など、バイタルサイン測定すべてに共通します。また、カルテには患
者の既往歴や現病歴、生活歴が記載されています。左右差があったことなど、看護
師が測定で得た情報を医療チームで共有することが「予期せぬ急変」を防ぎ、迅速
な対応につながります。
　また、患者が自身の身体情報を把握することは、退院を見据えた生活指導にも活
かせることから、伝達する機会をつくることも有効です。

（塚原大輔）

急変時は、まず頸動脈触知によって収縮期血圧のめやすをつける

| 若林留美 |

意識の有無を確認後に触診

　心電図モニタ上で致死性不整脈がみられたときなどは、すぐに患者のもとに駆けつけます。血圧計を持っていなかった場合でも、触診でおおよその血圧値を予測できます（表1）。急変時、最初に行わなければならないことは、意識があるかどうかの確認です。意識がなく、頸動脈が触れなければ「心停止」と判断し、すぐに心肺蘇生を開始します。

　頸動脈が触れれば、収縮期血圧で60mmHg程度は保たれていることが予測されます。大腿動脈が触れれば70mmHg程度、橈骨動脈が触知可能であれば80mmHg程度の収縮期血圧が保たれていることが予測できます。マンシェットを巻くよりも早く「触れる」だけで、おおよその血圧が予測できれば、その後の早期対処につなげることが可能です。

　頸動脈の触知時の注意点として、頸動脈洞反射に注意することはとても大切です。両方同時圧迫は絶対に実施しない、強く押さえないことも重要です。頸動脈洞反射とは、喉仏の左右にある頸動脈洞を刺激することによって起こる迷走神経反射のことで、徐脈、血圧低下を引き起こします。

表1　触診による収縮期血圧値のめやす

触知可能動脈	収縮期血圧（予測値）
頸動脈のみ触知可	60mmHg以上
大腿動脈触知可	70mmHg以上
橈骨動脈触知可	80mmHg以上

ここが コツ

触診をもとに血圧を予測する

・頸動脈触知：60mmHg以上
・大腿動脈触知：70mmHg以上
・橈骨動脈触知：80mmHg以上

参考文献
1．坂本すが，井手尾千代美 監修，木下佳子 編：完全版 ビジュアル臨床看護技術ガイド．照林社，東京，2015．

私は こう考える

触診できない理由を判断し、対応をすみやかに行う

　急変時は循環動態が破綻しており、脳への血流が減少しているため、意識がなければただちに頸動脈を触診する必要があります。ただし、頸動脈の触診は難しいということを知っておく必要があります。

　頸動脈を触診できない理由が、患者側（＝十分な血圧がない）・看護師側（＝うまく触診できない）どちらにあるかの判断を迅速に行わなければ、その後の対応が遅れるほか、触診に固執することが頸動脈洞反射にもつながります。

（塚原大輔）

COLUMN

血圧 のはなし

■白衣高血圧のはなし

　白衣高血圧は、診察室や医療現場で測定した血圧が高血圧（140/90mmHg以上）であっても、診察室外血圧が正常域血圧（家庭血圧135/85mmHg未満など）を示す状態です。診察室血圧で高血圧と診断された患者の15〜30%が白衣高血圧に相当し、その頻度は高齢者で増加するそうです（ちなみに筆者も高血圧症で治療中で、健康診断では血圧が早朝血圧の1.2倍くらい高くなります。まさに白衣高血圧というわけです）。未治療の「白衣高血圧」患者が、治療を受けている「白衣高血圧」患者と比較して心血管イベントおよび総死亡のリスクが高いことが、27件を対象とした解析によって示されたそうです（Ann Intern Med 2019；170(12)：853-862）。

■キリンの血圧のはなし

　キリンは長い首が特徴です。長い首で遠くのものがよく見え、高い所にある木の葉を自由に口にできるとしても、頭のてっぺんまで血液を押し上げるには高い血圧が必要ですから、心臓もかなり負荷がかかっていることでしょう。キリンの身長は約5mほどあり、地上から3mのところにある心臓はさらに2mの高さにある脳に大量の血液を押し上げる必要があります。

　哺乳動物の血圧を比べると、ウサギ110、イヌ112、ネズミ113、ヒト120、ウシ160、ブタ169、ネコ171、ゾウ240、そして、キリンは何と260mmHgもあります。しかし、キリンは脳に十分な血液を送り込むために高い血圧が必要という自然の摂理から、高血圧症に悩まされているわけではなさそうです。

（道又元裕）

副雑音発生時には、吸気・呼気のどのタイミングで起こったかを意識する

| 後藤順一 |

　呼吸音の聴診では、連続性と断続性の副雑音が聴取されることは知られていますが、この副雑音を理解するためには、音の特徴を把握するほかに、吸気と呼気のどこのタイミングで副雑音が聴取されたのかを知ることが重要なポイントになります（表1）。

表1　副雑音の特徴・発生のタイミング

分類		音の特徴・発生のタイミング（青：吸気 赤：呼気）	病態
連続性	ウイーズ wheezes（笛音）	キューピー	● 呼気相終末 ● 笛のように狭い穴を空気が通るような音	末梢気管支の狭窄
	ロンカイ rhonchi（いびき音）	グーグーグーグーグー	● 吸気相と呼気相 ● いびきの音のように聴こえる	比較的太い気管支の狭窄
断続性	コースクラックル coarse crackles（水泡音）	ブツブツ	● 吸気相初期〜呼気相初期 ● 液体の音がブツブツと聴こえる	気道内の分泌物などの液体貯留
	ファインクラックル fine crackles（捻髪音）	パリパリパリパリ	● 吸気相後期 ● 吸気の終末に紙袋を広げたような音が聴こえる	呼気時に虚脱した末梢気道が吸気時に再開放した音

笛音の特徴と聴取されるタイミング

　例えば、喘息などでは笛音（wheezes）が呼気時の終末に聴取されることが知られています。これは呼気の終末に狭くなった気管を空気が通り抜けることで「キュー」「ピー」など笛のような音が発生するためです。

　人が息を吐く際には胸郭が縮み、胸腔内圧を上げて空気を押し出し、息を吐きます。その際、胸郭内にある下気道は圧縮された状態になります。そのため気管支がれん縮したり分泌物で狭窄した状態では、呼気によりさらに圧迫され、気管が細くなって狭窄音が聴こえます。

　このことがわかれば、吸気時の喘鳴（stridor）の原因は理解しやすくなります。吸気時喘鳴は胸腔内圧の影響を受けない上気道に狭窄がある場合に発生する音です。つまり、吸気時には肺へ空気が入るために、肺に吸い込まれるように上気道に陰圧がかかります。そのため、上気道が細くなっている場合は狭窄して喘鳴が聴こえます。呼気では下気道から空気が押し出されてくる状態になるため、上気道は狭窄しません。いびきや無呼吸症候群がわかりやすい症状ではありますが、声門の浮腫やアナフィラキシーショックなどの緊急を有する状況でも喘鳴が聴取される場合があります。

　しかし、この狭窄音である笛音と喘鳴は病状が重篤になればなるほど、吸気から呼気までの呼吸サイクル全体の期間で聴取されます。

いびき音の特徴と聴取されるタイミング

　いびき音（rhonchi）では、吸気・呼気の全般において「グーグー」「ボーボー」といういびきのような低い音が聴取されます。これは、分泌物などが貯留することで太い気管支が狭窄し、そこを通過する空気に乱流が生じるためです。

水泡音の性質と聴取されるタイミング

　水泡音（coarse crackles）では吸気の初期から呼気初期まで「ブツブツ」という液体の音が聴取されます。気管支壁に張った液体膜が気流により破裂することで発生しますが、これが呼気の終末には気流が遅くなるため、破裂音が少なくなります。

大切なのは副雑音発生のタイミング

・ウイーズ：呼気時の終末
・ロンカイ：吸気・呼気全般
・コースクラックル：吸気初期から呼気初期まで
・ファインクラックル：吸気終末

捻髪音の性質と聴取されるタイミング

　捻髪音（fine crackles）では、「パリパリ」という音が聴取されます。この音は末梢の気道が吸気により再開通したときに発生する音です。そのため、吸気の終末に聴取されます。

　わかりやすい例でいうと、硬くなった風船が末梢の気道だとします。このときに膨らませようと息を入れるもののなかなか膨らまず、"吸気の後半にパリパリと音を立てて風船が膨らみ始めたことで発生した音"と考えることができます。

私は こう考える
聴こえる「音」「タイミング」を意識する

　聴診においては、まずどんな副雑音が聴こえるのか、擬音語でイメージしてみてください。「パリパリパリ」「グーグー」「ヒューヒュー」といった感じです。これが、「断続音なのか連続音なのか」を見きわめる第一歩です。ただし、同じ音を聴いていても人それぞれで感じ方は異なります。記録する際は、本文表1の分類の用語を使用するようにしましょう。

　そして、副雑音が"いつ"聴こえるのか、そのタイミングを意識してください。

　しかし、人は音に集中しようとすると無意識に目を閉じる習性があり、音だけに集中していると聴いている音が吸気なのか呼気なのかわからなくなることがあります。吸気か・呼気かのどちらかは、患者の胸郭を見ていればすぐわかります。視診を行いながら聴診を行うことも重要です。

（尾野敏明）

● 呼吸 ●

呼吸回数は、呼吸器以外の体内の代謝異常を知らせるバイタルサインである

清水孝宏

正常な呼吸回数はおおむね12〜20回/分です。呼吸回数が11回/分以下を徐呼吸、22回以上を頻呼吸といいます。徐呼吸は頭蓋内圧亢進や尿毒症などにみられることがあります。一方、患者の急変前の予兆として頻呼吸が重要な徴候となります。図1は、予期せぬ院内死亡の前に認めた兆候として、バイタルサインを含めた各種パラメータの変化の推移を示しています。

すべてのパラメータが低下している図1の右側の箇所が心肺停止で、左に行くほど時間が遡ることになります。敗血症やうっ血性心不全、肺塞栓症などの致死的な病態を発症した場合、初めに動くパラメータとして$PaCO_2$の低下、呼吸回数（RR）の増加、分時換気量（VE）の増加があります。看護師が測定するバイタルサインを含めたパラメータのうち、SpO_2は手軽に測定できます。しかし、SpO_2は心肺停止の直前になって急激に値が低下していることがわかります。つまり、SpO_2の低下よりも呼吸回数の増加のほうが急変前の予兆をよく現しているのです。

図1 予期せぬ院内死亡の前に認めた兆候

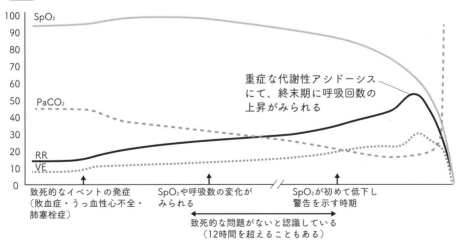

Lynn LA, Curry JP, et al：Patterns of unexpected in-hospital deaths：a root cause analysis. Patient Saf Surg 2011；5（1）：3. より引用、著者訳

敗血症、うっ血性心不全、肺塞栓症のうち、最も多い急変の原因は敗血症です。これは、救急外来受診時の呼吸回数にも現れていることが多く、入院中の呼吸回数の増加としても反映されます。例えば、q-SOFA（quick SOFA）という指標では、救急外来などに受診する患者で、呼吸回数22回/分以上、意識の変容、収縮期血圧100mmHg以下のいずれか2項目以上を満たせば敗血症の疑いがあるとして、入院加療の適応と判断します。q-SOFA（p17、**表2**）は簡便なスケールである一方、単独で敗血症スクリーニングツールとしての使用は推奨[1]されていません。そのためq-SOFA以外のSOFAスコア（Sequential Organ Failure Assessment Score）やNEWSスコア（National Early Warning Score）などを併用し敗血症を含めた患者の状態を評価すべきです。入院中であれば、急変前の予兆として呼吸回数22回/分以上で院内迅速対応システム（rapid response system：RRS）のコール基準の一つとなっています。

　敗血症の病態として、臓器灌流異常による臓器障害が背景にあります。臓器灌流異常では、臓器への血液の流れがスムーズにいかない組織の低灌流が起こります。低灌流では臓器への十分な酸素供給が途絶え、エネルギー産生時には酸素の供給がない嫌気的解糖が起こります。嫌気的解糖が起きた結果、体内には乳酸が蓄積します（**図2**）。人体はpHを7.4に保つことを好み、pH7.4以下の酸性に傾くことを避けるようにできています。体内に蓄積した乳酸は、二酸化炭素として積極的に呼気として排泄される結果、呼吸回数の増加、すなわち頻呼吸となるのです。入院中であれば、バイタルサインの異常がない段階から呼吸回数を測定することが重要です。

　何もない状態から新たな感染が加わり敗血症に進展したことを早期に知らせるバイタルサインが呼吸回数です。急変予兆を早期発見するためにも、普段から呼吸回数を測定することが重要です。

図2 敗血症により頻呼吸となるメカニズム

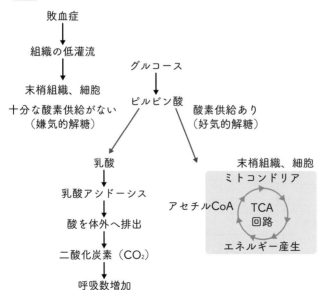

意 識

意識レベルの低下を
けっして見逃さないようにする

| 清水孝宏 |

　意識レベルの低下はさまざまな原因で起こります。表1に示す「AIUEO TIPS」
は意識障害で来院した患者の原因鑑別として用いられますが、入院中の患者でも当
てはめて考えることができます。このうち入院高齢患者では、低血糖、低ナトリウ
ム血症、感染症が比較的多い意識障害の原因です。
　この3つの意識障害の機序と特徴についてまとめます。

表1　AIUEO TIPS（意識障害の鑑別）

Alcohol	アルコール
Insulin（hypo/hyper-glycemia）	インスリン（低/高血糖）
Uremia	尿毒症
Encephalopathy（hypertensive, hepatic） Endocrinopathy（adrenal, thyroid） Electrolytes（hypo/hyper-Na, K, Ca, Mg）	脳症（高血圧性/肝性） 内分泌障害 低ナトリウム血症などの電解質異常
Opiate or other overdose、decreased O_2	薬物中毒、低酸素
Trauma Temperature	外傷 低/高体温
Infection	感染症
Psychogenic Porphyria	精神疾患 ポルフィリア
Seizure Shock Stroke	てんかん ショック 脳卒中

低血糖/高血糖

　加齢に伴い罹患率の高い2型糖尿病では、インスリン使用中の患者やスルホニル尿素薬（SU薬）、他の内服や衰弱により低血糖や高血糖を起こしやすくなります。血糖値と低血糖症状を図1に示します。

　重度の低血糖では、意識消失やけいれん、昏睡となり、時間が経過することで不可逆的な脳のダメージを起こします。そのため、冷汗、不安感、手の振戦や動悸などの交感神経刺激症状を早期に発見し対処することが重要です。

　入院中の高齢者に多くみられるせん妄に対する薬物療法も、血糖値に影響を及ぼします。非定型抗精神病薬のクエチアピン（セロクエル®）やリスペリドン（リスパダール®）、アリピプラゾール（エビリファイ®）は血糖値を変動させます。クエチアピンは、高血糖による糖尿病性ケトアシドーシスや糖尿病性昏睡を引き起こす可能性があります。

低ナトリウム血症

　高齢者では、体内水分量の減少や加齢による腎機能低下、口渇中枢の機能低下から容易に脱水に傾きます。それに加え、前立腺肥大や過活動膀胱などが原因で頻尿になる傾向があります。この頻尿を抑えるために水分摂取を控えがちになることも脱水を助長させます。高齢者が脱水になるとせん妄や傾眠、意識レベルの低下を起こしやすくなります。食事摂取量や水分出納バランスの把握、口腔粘膜や腋窩の乾

図1 血糖値と低血糖症状

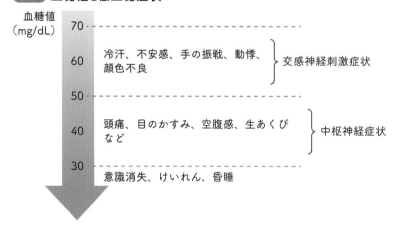

燥など細やかな観察の積み重ねが脱水を予防します。

感染症

呼吸の項で触れた敗血症のスクリーニングとして用いられるq-SOFAには、意識の変容が含まれています（表2）。q-SOFAが簡便なスクリーニングであるのに対し、さらに詳細に敗血症を診断するのがSOFAスコアです。SOFAスコアでは、意識レベルの変化をGCS（Glasgow Coma Scale）で評価し、点数が低いほど敗血症の可能性が高くなります。

敗血症は感染に起因する臓器障害です。障害される臓器は肺や腎臓が主ですが、中枢神経である脳も障害されます。この敗血症による脳への障害が、意識レベルの低下やせん妄として表れます。

その他

入院患者は、環境の変化から不眠となり睡眠薬を処方されることも少なくありません。また、高齢者ではもともと睡眠薬の処方がある患者もいます。特に、ブロチゾラム（レンドルミン®）やリルマザホン（リスミー®）などのベンゾジアゼピン系の睡眠薬は、服用後に前向性健忘などの記憶障害を認めることがあるため、処方歴の確認が必要です。

表2 q-SOFAの基準

・意識変容
・呼吸数≧22回／分
・収縮期血圧≦100mgHg

感染症が疑われ、上記の3つのクライテリアのうち2項目以上を満たす場合に敗血症を疑い、集中治療管理を考慮する。敗血症の確定診断は、合計SOFAスコア2点以上の急上昇による。

西田修, 小倉裕司, 井上茂亮, 他：日本版敗血症診療ガイドライン2016. 日本集中治療医学会雑誌 2017；24（Suppl 2）：S18. より引用

ショック徴候は何より大事。けっして見逃さないようにする

| 清水孝宏 |

ショックとは

　ショックとは、重要臓器や細胞、組織の機能を維持するための十分な酸素と栄養素を供給できなくなった状態で、必ずしも血圧が低下するとは限りません。ショックの症状としては、蒼白（pallor）、冷汗（perspiration）、虚脱（prostration）、脈拍触知不能（pulselessness）、呼吸不全（pulmonary insufficiency）が挙げられ、これを「ショックの5徴候（ショックの5P）」といいます。これらの症状は短期間に現れることが特徴です。ショックの5Pのうち、蒼白、冷汗、虚脱は特に重要な症状です。ショックにより交感神経系が過度に緊張すると顔色蒼白となり、皮膚は冷たく、湿った感じの冷汗を伴います。表情や受け答えでは無表情、無欲・無関心な虚脱状態となります。これらショックの5Pを症状として認めた場合は、後述するいずれかのショックに陥っていないかどうか、迅速に判断し介入しなければなりません。

ショックの分類

　ショックは、血液分布異常性ショック、循環血液量減少性ショック、心原性ショック、心外閉塞・拘束性ショックの4つに分類されます。各ショックの分類と主な原因を表1にまとめます。

　ショック患者と遭遇する場面は、救急搬送された患者や入院患者など、状況が異なります。しかし、これらに共通していることは、ショックの原因を明らかにし、ショック状態を遷延させないことです。先述したとおり、ショックにより重要臓器や細胞、組織の機能を維持するための十分な酸素と栄養素の供給が途絶えると臓器障害が進行します。例えば、ショックにより最重要臓器である脳や心臓などへの酸素や栄養素が途絶えると生命維持が困難となります。また、最重要臓器以外の腎臓

表1 ショックの分類と主な原因

分類	主な原因
血液分布異常性ショック	● 敗血症性ショック ● アナフィラキシーショック ● 神経原性ショック
循環血液量減少性ショック	● 出血性ショック ● 体液喪失
心原性ショック	● 心筋梗塞 ● 心筋症 ● 拡張型心筋症 ● 心室瘤 ● 僧帽弁閉鎖不全症 ● 大動脈弁狭窄症
心外閉塞・拘束性ショック	● 心タンポナーデ ● 収縮性心膜炎 ● 重症肺塞栓症 ● 緊張性気胸

や腸管への血流が途絶えても急性腎不全を起こし、血液透析を行わなければならない状態や虚血性腸管壊死に陥る可能性があります。

　ショック症状を認めたら原因（分類）を明らかにし、すみやかに処置を施さなければなりません。

ショックスコア

　ショックの重症度を判断するためのスコアリングに「ショックスコア」があります（表2）。これは、収縮期血圧、脈拍数、Base Excess、尿量、意識状態の値から合計点数を算出するものです。ショックスコアが0〜4点では非ショック状態、5〜10点で中等症ショック、11〜15点で重症ショックと判定します。ショックの疑いがある患者と遭遇した場合、Base Excess以外の収縮期血圧、脈拍数、尿量、意識状態の項目については容易に測定可能です。これらの項目だけで中等症以上のショックスコアとなれば、すみやかに医師に報告し、血液ガス分析でBase Excessを測定し、アシデミアの状況を確認すべきです。

表2 ショックスコア

スコア 項目	0	1	2	3
収縮期血圧 BP（mmHg）	100≦BP	80≦BP<100	60≦BP<80	BP<60
脈拍数 PR（回/分）	PR≦100	100<PR≦120	120<PR≦140	140<PR
Base Excess BE（mEq/L）	−5≦BE≦＋5	±5≦BE≦±10	±10≦BE≦ ±15	±15<BE
尿量 UV（mL/時間）	50≦UV	25≦UV<50	0<UV<25	0
意識状態	清明	興奮から軽度の 応答の遅延	著明な応答の遅 延	昏睡

ショックを見逃さないためのポイント

　ショックを見逃さないためには、ショックの5Pを常に念頭においてバイタルサインの測定やフィジカルアセスメントを行うことが重要です。それに加え、患者個々の主病名や既往、起こりうる合併症を考えながら観察することが重要です。

　日々患者と接するなかで「何かおかしい」「何か変な感覚」など違和感を覚えたときには立ち止まり、改めてバイタルサインのチェックやフィジカルアセスメントを行い、違和感の原因を検索することをお勧めします。

· 触 診 ·

深触診では肝臓・脾臓を、浅触診では気管偏位が確認できる

| 後藤順一 |

　触診は文字通り、患者に直接触れる診察法です。触診には「深触診」と「浅触診」という2つの方法があります。「深触診」は強く圧迫することにより臓器を直接触知したり、圧迫痛や反跳痛の有無を観察したりする方法です。触診で判断できる臓器は肝臓と脾臓です。「浅触診」は診察する部位に軽く触れ、皮膚の状態や触れたことによる患者の反応を観察する方法です。

深触診①：肝臓の触診（フッキング法）のコツ

　肝臓の触診にはフッキング法があります。これは、患者の吸気と同時に指先で腹部を圧迫して両方の指先で肝臓を感じ取る方法です。これによって肝臓の硬さを直接触れることで評価できます（図1）。同時に肝腫大を触知できます。

図1　フッキング法のコツ

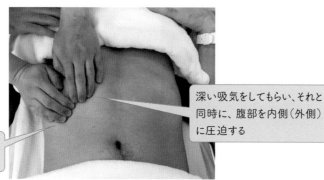

深い吸気をしてもらい、それと同時に、腹部を内側（外側）に圧迫する

患者の右肩部に立ち、肋骨縁に指をかける

ここが

コツ

腹部の触知では、肝腫大の有無がわかればよい

深触診②：脾臓の触診のコツ

脾臓の触診では、図2のように手を置き、患者の呼吸にあわせて触知を確認します。通常、脾臓は触知困難ですが、脾腫や腫瘍などによって腫大している場合に触知できます。

浅触診：気管偏位の確認

触診では、気管の走行を確認することもできます。このときのテクニックを図3に紹介します。このとき、人差し指を置いた手には力は入れず、目印程度に指を置いておくことがポイントです。

気管は背側で食道とつながっているのみで、固定されていないため、胸腔内圧の影響を受けて左右に偏位する器官です。そのため、気管の偏位を確認することで、胸腔内圧が左右のどちらから強くかかっているのか判断できます。例えば、多量の胸水や気胸の場合には患側の圧が上昇するため気管は健側に偏位します。逆に無気肺は患側に吸気が入らないことから胸腔内圧は上昇せず、気管は患側に偏位します（図4）。

図2 脾臓の触診のコツ

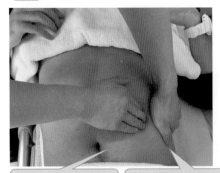

一方の手で肋骨下の腹部に触れて、脾臓を確認する

もう一方の手で背部から"引き上げる"ようなイメージで支える

図4 気管の偏位

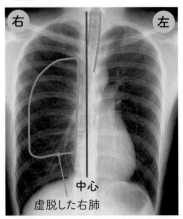

右　左

中心

虚脱した右肺

- 気管は胸腔内圧の変化に影響されて左右に偏位する（この場合は左に偏位）
- 偏位の側を確認することで圧がどこからかかっているかがわかる（この場合は右肺気胸によって右側から圧を受けている）

図3 気管の走行を確認する方法

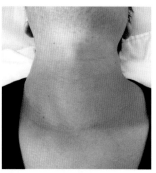

① 患者の顔を正中位にする

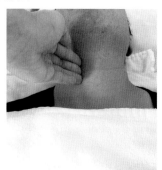

② 片方の指で気管の側面を確認する

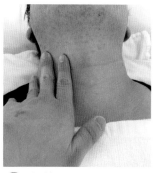

③ 気管の側面に沿って人差し指を置く

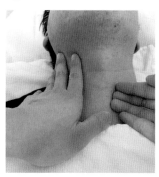

④ ③と反対の指で対側の気管側面を確認する。このとき、人差し指を置いた手には力は入れず、目印程度に指を置いておく（左右の肋骨と胸骨の接合部までの気管を確認することもポイント）

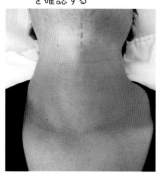

⑤ 甲状軟骨、輪状軟骨の膨らみが左右の胸鎖乳突筋の中央を通っているかを確認する

私は こう考える

観察時の"手の冷たさ"に注意を

　腹部の触診においては、肝臓に触れて硬さを評価することが成書ではよく紹介されています。しかし、看護師が触診で肝臓の硬さを観察する必要性はあまりないと思います。むしろ、臨床では肝腫大の有無がわかればよいでしょう。肝臓は通常、右肋骨下縁の位置と重なりますが、肥大すると肋骨縁よりも下がります。これは、本文図1のフッキング法で確認できます。

　脾臓も、触診できないほうが正常であることを理解しておきましょう。

　また触診では、患者に直接触れて観察することから、施術者の手の温度がダイレクトに伝わります。そのため、自分の手が冷たいまま観察することがないよう配慮が必要です。

（尾野敏明）

打診では、
胸腔・腹腔のガスや液体貯留、臓器の大きさや可動範囲がわかる

| 後藤順一 |

打診は、診察する部位に中指（板指）を当て、そのDIP関節（distal interphalangeal joint：遠位指節間関節）をもう一方の中指（槌指）でトントンと叩き、その発せられた音から診察を行うテクニックです。叩いた音により、胸腔・腹腔のガスや液体の貯留、臓器の大きさや可動範囲を測定することができます。

しかし、打診を日常的に活用している看護師はあまり多くないと思われます。それは、その手技が難しいからです。具体的には、「板指を診察したい部位に当てる」「音の判断」の2点が困難だと思われます。以下にそれぞれのコツを紹介します。

打診のポイントは「板指の位置」と「槌指の正確な振り下ろし」

打診を行う際のポイントは、以下の2点です（図1）。
①板指をピンと伸ばして診察する部位に置く。
②槌指は軽く曲げ手首の関節のスナップを利用して垂直に振り下ろすイメージで行う。

図1 打診の正しい方法

①板指をピンと伸ばして診察する部位に置く

②槌指は軽く曲げ手首の関節のスナップを利用して垂直に振り下ろす

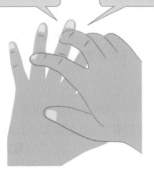

器具を用いることなく、体腔のガスや液体の状態などを確認できる

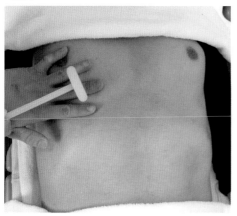

図2 打診器の使用方法

● 打診器を用いることで槌指の代わりとなる
● 自分の指を用いるときより力加減がわかりづらいため、患者に痛みを与えるほど強くならないように注意が必要

　槌指での打診がうまくできない場合には、打診器を使用してもよいでしょう（図2）。打診器を使用する際には患者に痛みを与えないように力加減に注意する必要があります。

打診による音の判断は、練習を通じた経験で身につける

　打診を難しくしているもう1つの要因は、音の判断の難しさです。鼓音は文字どおり、太鼓のような音がします。そのため、中にガスが貯留していると判断しやすいです。

　しかし、共鳴音（清音）や濁音の判断は非常に困難です。ある参考書で共鳴音は「ポンポンやトントン」、濁音は「ボンボンやドンドン」と表現してありました。文章で表現するのは非常に無理があります。

　そのため、鼓音、濁音、共鳴音の判断が困難な場合には、一度他者に協力してもらい、音の確認の練習をしてみる方法があります（図3〜4）。

ここが
コツ

鼓音（太鼓のような音）がすれば
中にガスが貯留していることがわかる

図3 打診による音の確認の練習

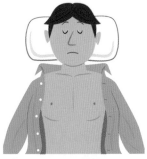

① 患者役に前胸部の衣服を開けて臥床してもらう

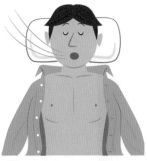

② 患者役に深呼吸をしてもらい、深く息を吸った時点で息止めをしてもらう

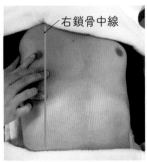

右鎖骨中線

③ 右鎖骨中線乳頭下の位置から足側に向かい、少しずつ位置を移動しながら打診を行っていく

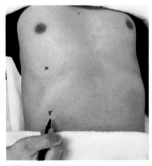

④ 音が変化した位置をマーキングして確認する

図4 鼓音、濁音、共鳴音の判断のめやす

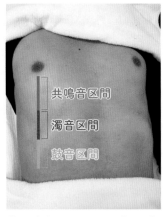

共鳴音区間
濁音区間
鼓音区間

● 共鳴音：乳頭下〜肝臓の上縁
● 濁音：肝臓の上縁〜下縁
● 鼓音：肝臓下縁より下部（胃〈腸管〉がある）

> 「共鳴音」と「濁音」は違いを判断することが難しいことから、感じ取る練習を行うとよい

私は こう考える

聴診で得た情報を深めるために、打診所見も加えよう

　聴診で、ある部分の呼吸音が減弱していたような場合、その情報だけでは何が起こっているのかわかりません。打診所見もあわせて考えることで、病態が焦点化してきます。

　例えば右（左）下肺野で呼吸音減弱＋打診で濁音が聴取された場合は、胸水が考えられます。同様に、右（左）上肺野で呼吸音減弱＋打診で鼓音が聴取された場合は、気胸が考えられます。胸部X線撮影をして確認しましょう。

　また、胸部（背部）の打診時には、1つ1つの打診音（反響音）を聴き分けるというよりも、板指を細かく移動させ、連続した打診音で音の変化を感じ取るとよいでしょう。打診音をあたかも音楽のごとく"音のつながり"に注目して聴くことで、その変化がわかりやすくなります。

（**尾野敏明**）

• 視診 •

努力呼吸の徴候を見逃さない

| 露木菜緒 |

　重度の低酸素血症など、呼吸困難のために努力して吸気と呼気を行う呼吸のことを「努力呼吸」といいます。正常時は、横隔膜が呼吸仕事量の大半を担いますが、努力呼吸時は、呼吸を補助する筋肉が優位になります。

　吸気を補助する筋肉には、胸鎖乳突筋や外肋間筋などがあり、胸郭を上方・前方へと拡げるのを助けます。呼気を補助する筋肉には、腹筋や内肋間筋があり、横隔膜を押し上げたり胸郭を縮めたりして呼気を助けます。この呼吸を補助する筋肉が優位になっていることを示す徴候として、図1に示すような「努力呼吸の徴候」をおさえておくことが重要です。努力呼吸の徴候を認めるときは、換気量や流量を増大させないと呼吸活動を営めない場合であり、早期に介入しなくては、呼吸停止などの急変につながります。

図1　努力呼吸の徴候

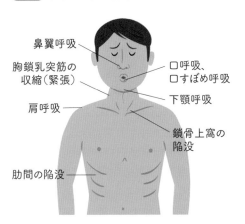

鼻翼呼吸

胸鎖乳突筋の
収縮（緊張）

肩呼吸

肋間の陥没

口呼吸、
口すぼめ呼吸

下顎呼吸

鎖骨上窩の
陥没

- **鼻翼呼吸**：鼻の穴を拡げ、より多くの空気を吸おうと吸気時に鼻翼が広がる
- **下顎呼吸**：吸気時に口を開け、より多くの空気を吸おうとする
- **胸鎖乳突筋の収縮（緊張）**：胸鎖乳突筋は鎖骨につながるため、収縮することで胸郭を拡げようとする
- **鎖骨上窩の陥没**：胸鎖乳突筋の緊張により鎖骨の上にくぼみができる
- **肩呼吸**：吸気時に肩を挙上させ、胸郭を拡げようとする
- **肋間の陥没**：強い吸気努力により、肋間筋が牽引され肋間が陥没する
- **シーソー呼吸**：強い吸気努力により、横隔膜が上昇する程の陰圧がかかり、胸郭が拡張するときに腹部が引っぱられ陥没する。胸郭の挙上に伴い腹部が陥没するため、公園の遊具「シーソー」の動きに似ていることから、「シーソー呼吸」といわれる
- **陥没呼吸**：吸気時に鎖骨や上部胸骨が陥没する呼吸で、シーソー呼吸が進行すると出現する

脈圧と平均血圧はとても重要！

一般的に呼ぶ「血圧」とは、血管壁に及ぼす血液の圧力を意味します。通常は静脈系より動脈系の圧力を指していることが多いと思います。つまり、心臓が収縮し、左心室から放出された血液が体内をめぐる際に血管壁に与える圧力ですね。

その値は、収縮期血圧と拡張期血圧で表現しています。では、それ以外の表現法はないのでしょうか。例えば、このようにも表現できるかも知れません。血圧という血液の圧力は、心臓の拍出力とそのエネルギーを受け止める受け皿となる血管の機能から生まれた「波動」エネルギーというように。そして、これは心臓の拍動に応じて伝わる末梢血管の圧変化、または容積変化を意味する「脈波」となるということでしょうか。

ということは、収縮期血圧はこの脈波の最大値であり、拡張期血圧は最小値となります。心臓と血管の機能を表す血圧による脈波は、脈圧と平均血圧の両者からその特性を理解できます。いずれにせよ、この両者は心臓が血液を送り出すときに生まれる圧力のことを意味していますが、脈圧は脈波が振幅した結果であり、平均血圧は脈波が占める面積を平均化した数値ということになります。

それでは、脈圧から臨床的に意義のある何がわかるのでしょうか。その1つは、収縮期における脈波から心拍出量の推定です。2つ目は、脈圧値の増減によって血管の硬さ、つまり抵抗性が推察できます。つまり、脈圧が増大してきたら、心臓の1回拍出量も増加していることになり、狭小化してきたら心臓の1回拍出量は低下しているということです。また、太い血管（血管径の大きい）が硬化す

ることで、血管の圧力に対する抵抗性が増加すると、心臓が収縮力を高めることで脈圧値が増大します。このとき、収縮期血圧は上昇し、その代償反射によって末梢血管は拡張するので、拡張期血圧が低下します。その結果、脈圧の増大が生じます。臨床的には加齢に伴う大動脈の広範な動脈硬化などが考えられます。

一方、脈圧が狭小化するということは、末梢血管抵抗の増大に起因している場合が多いと思われます。末梢血管抵抗が増大するということは、いわば末梢血管が硬化することを意味しており、そうなると収縮期血圧も拡張期血圧も上昇し、むしろ拡張期血圧のほうがより上昇することが多いので脈圧値は低下することになります。

脈圧値が動脈の部位で大きく異なることは、臨床的な問題となります。一般的には、大動脈、総頸動脈の脈圧は、上腕動脈や橈骨動脈の脈圧よりもわずかに値が小さくなります。しかし、その差は加齢とともに縮小することが多いようです。脈波は末梢動脈へいくほど振幅が大きくなり、脈圧が少しずつ増大しますが、平均血圧（MBP）は変わりません。

平均血圧は、「CO×TPR（CO：心拍出量、TPR：全末梢血管抵抗）」を意味しており、計算は「拡張期血圧＋脈圧/3」で表されます。臨床的には臓器の血流状態を反映しているといわれており、敗血症性ショックでは平均血圧65mmHgを維持することが重要とされています。また、脈圧が太い血管の硬化と関係しているならば、平均血圧は細い血管の硬化と関係しているといえます。

（道又元裕）

点滴・輸液・採血

投与ルートは、内腔の太さ、開口位置により、投与薬剤の種類や特性を考慮して選ぶ

| 桒原勇治 |

同一ルートからでは難しい薬剤の同時投与を可能にするマルチルーメンカテーテル

鎖骨下静脈などに留置される中心静脈カテーテル（centralvenous catheter：CVC、以下CVカテーテル）は、以下の場合に用いられます。

> ● 末梢静脈からの投与では血管炎をきたしやすい、高カロリー輸液などの中心静脈栄養法が必要な場合
> ● 抗がん薬などの投与やカテコラミンなどの確実な投与が必要な場合

複数の薬剤を同時投与することがあるため、CVカテーテルには複数の内腔（「ダブル」「トリプル」「クワッド」）を有するマルチルーメンカテーテルがあり、配合変化や同時投与で不具合がある薬剤であっても投与可能となっています。

数種類の薬剤を投与するときには、"どの薬剤をどのルートから投与するか"が重要です。それぞれのルートは、太さも薬剤の出口の位置も異なります（図1）。薬剤投与可能なルート本数とそれぞれの内腔の太さ、開口位置を把握し、投与する薬剤の種類や特性、配合などを考慮して、どのルートにどの薬剤をつなぐかを決める必要があり、各施設において統一した基準を作成しておくとよいでしょう。

ここが

コツ

適切なルート選択で、「配合変化」や「血管外漏出」など、

各薬剤にとってのデメリットを防ぐ

図1 トリプルルーメンカテテル内腔の断面図と各ルーメンの特徴

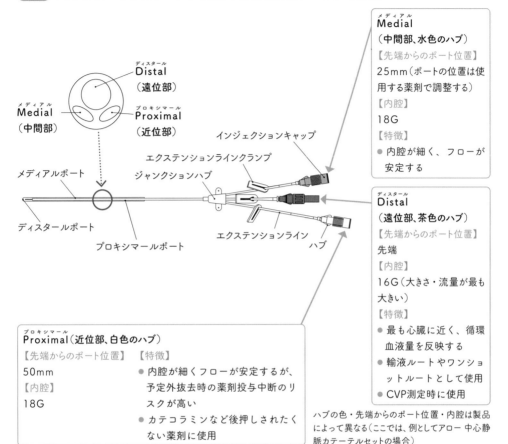

Medial
（中間部、水色のハブ）
【先端からのポート位置】
25mm（ポートの位置は使用する薬剤で調整する）
【内腔】
18G
【特徴】
● 内腔が細く、フローが安定する

Distal
（遠位部、茶色のハブ）
【先端からのポート位置】
先端
【内腔】
16G（大きさ・流量が最も大きい）
【特徴】
● 最も心臓に近く、循環血液量を反映する
● 輸液ルートやワンショットルートとして使用
● CVP測定時に使用

ハブの色・先端からのポート位置・内腔は製品によって異なる（ここでは、例としてアロー 中心静脈カテーテルセットの場合）

Proximal（近位部、白色のハブ）

【先端からのポート位置】	【特徴】
50mm	● 内腔が細くフローが安定するが、予定外抜去時の薬剤投与中断のリスクが高い
【内腔】	● カテコラミンなど後押しされたくない薬剤に使用
18G	

また、カテーテルには内腔と開口位置が明記してあり、各製造元や製品によって違いがあります（例：内腔の太さ・16～18G）。これらは、ハブの色でも識別ができるようになっています。

「多流量・急速投与」は遠位部、「他剤の影響を受けずに投与する場合」は近位部を選択

当院（福井大学医学部附属病院）では、トリプルルーメンを使用する場合の選択として、ディスタール（Distal、遠位部）からは高カロリー輸液や配合変化のない薬剤を投与し、プロキシマール（Proximal、近位部）はカテコラミンのルート、メディアル（Medial、中間部）はその他の薬剤用としています。

ディスタールは開口位置が最も先端にあり、内腔が一番太いことから、多流量や急速投与に適していると考えられます。

プロキシマールは、開口位置が先端から最も遠くにあるため、予定外抜去時には血管外漏出や薬剤中断のリスクが高いといえます。しかし、同時に他の薬剤の流量から影響を受けにくい（＝フラッシュされにくい）と考え、カテコラミンのルートとして選択しています。

引用文献
1.　アロー 中心静脈カテーテルセット（トリプルルーメン）添付文書. テレフレックスメディカルジャパン.

私はこう考える
補液は「ディスタール（遠位部）」からの投与が望ましい

　マルチルーメンの接続部位（ディスタールやプロキシマール）を変更しさえすれば"他剤の流量に影響されない"とは限らないことに注意することが必要です。
　これらの開口部の間隔は0.5〜2.5cm程度と狭いうえに、薬剤は血流によって流れていくため、どのルートから投与しても容易に身体に影響が及びます。
　しかし、強いていえば、補液は時間あたりの投与流量が多いため、ディスタールに接続したほうが薬剤に対して血流量の影響は受けにくいかもしれません。
　また、ワンショット投与する薬剤は、一般的に投与量が少なく、長いCVカテーテルの中にとどまらないようにするため、ディスタールから投与した後にフラッシュすることも多いでしょう。このような状況もふまえて、ディスタールに補液を接続すると輸液ルート管理がしやすく、薬物投与による流量変動によって循環の状態を変更させにくくできる可能性があります。また、輸液をディスタールにすることで、緊急薬剤投与ラインとして確保することもできます。

（久間朝子）

ルートは「安定投与が可能か」を基準に選択し、"緊急用"を確認しておく

　使用するポートに接続する薬剤が、安定して患者の体内に投与されるかどうかを熟慮してルートを選択することは、確実な治療成果を得るために大切です。
　薬剤が、「変更流量が少なく安定した流量で投与すべきものなのか」あるいは「"アルカリ性が強い""結晶をつくりやすい"などの理由から単独投与が必要な薬剤なのか」というように、それぞれの目的や特徴をふまえてルートを選択する必要があります。
　そして、状態の安定していない患者の輸液ルートを整理する際には、緊急薬剤を投与できるルートはどこなのかを確認しておきましょう。患者の体動が少ない場合には、そのルートを一番上や手前に配置するなど、工夫しておくとよいでしょう。

（藤野智子）

● 中心静脈ライン② ●

CVカテーテル交換時は「同時流し」を、シリンジ交換時は「2台同時更新」を行う

| 若林留美、桒原勇治 |

CVカテーテル交換時の「カテコラミン同時流し」

CVカテーテルの挿入は、長期になると入れ替えが必要になります。このとき、入れ替えたCVカテーテルにそのまま新しい輸液ルートをつなぐと、プライミング・ボリューム（priming volume）[*1]分の薬剤が投与されないことになります。循環動態が不安定な患者では、カテコラミンが"たったの数分間"でも投与されないことで血行動態の乱れにつながる恐れがあります。

そのような場合には、CVカテーテル入れ替え時に「カテコラミン同時（並行）流し」を行うと、薬剤が投与されない時間をなくすことができます。プライミング・ボリュームと薬剤投与速度から、どのくらいの時間「同時流し」を実施すればよいかを換算することができます。

例えば、プライミング・ボリュームが「0.44mL」のCVカテーテルで、薬剤投与速度が「3mL/時」の場合であれば、並列して薬剤を投与する時間は8分48秒になります（図1）。この場合、8分48秒経過すれば新しいCVカテーテルもカテコラミンが満たされている状態なので、古いほうの点滴を中止します。

「同時流しが必要か」「どのくらいの時間、同時流しを行うのか」を医師と調整し、つなぎ替えの際はバイタルサインの変動に注意します。

ここが
コツ

CVカテーテルを入れ替える際は"同時流し"を確実に行う

*1 プライミング・ボリューム：空気混入を防ぐためにカテーテル内を満たす薬液のこと。

図1 **CVカテーテル交換時のプライミング・ボリュームの確認と
"カテコラミン同時流し"を行う際の計算方法**

〈例〉プライミング・ボリュームが「0.44mL」のルートの場合

①その輸液ルートからどれくらいの速度で薬剤が投与されているか確認する

　※同一ルートから2剤投与されている場合、

● ドパミン塩酸塩（DopAmine）：2mL/時
● ドブタミン塩酸塩（DoButamine）：1mL/時 ⎫トータルすると3mL/時となる

②何分間投与すれば、プライミング・ボリューム分を満たすことができるか計算する

● 1時間（60分）で3mL投与される速度 ⎫ 60分：3mL＝χ分：0.44mL
● 0.44mLは何分で満たされるか ⎭ χ＝60×0.44÷3＝8.8分（＝8分48秒）

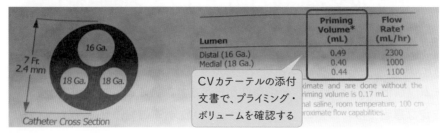

Lumen	Priming Volume* (mL)	Flow Rate† (mL/hr)
Distal (16 Ga.)	0.49	2300
Medial (18 Ga.)	0.40	1000
	0.44	1100

CVカテーテルの添付文書で、プライミング・ボリュームを確認する

（例として、アロー 中心静脈カテーテルセットの添付文書より引用）

シリンジポンプ交換時の「カテコラミン2台同時更新」

　シリンジポンプは、シリンジをセットして流量を入力して開始ボタンを押しても、その瞬間から設定流量で薬剤が注入されるわけではありません。例えば、図2のスタートアップカーブ（輸液開始直後から流量が安定するまでの特性を示すグラフ）が示しているように、5mL/時の場合であっても流量の安定に20分程度の時間が必要です[1]。

　つまり、通常の更新（シリンジ交換）では、設定流量に達するまでのわずかな時間ですが、投与が確実ではない時間が出現します。循環動態が不安定な患者では、CVカテーテル交換の場合と同様にカテコラミンがたった数分間投与されないことだけでも、循環動態の乱れ（血圧低下など）につながる恐れがあります。

　そのため、更新時には「2台同時更新」（施設によっては、「並列更新」という言い方もある）を行い、投与流量（濃度）が途切れることのないよう、一定を保つようにしています。

　更新の方法は各施設によってマニュアル化されていると思いますので、ここでは当院（福井大学医学部附属病院）での同時更新の方法を紹介します（図3）。

図2 シリンジポンプのスタートアップカーブ

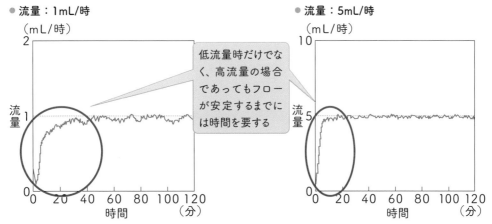

● 流量：1mL/時

● 流量：5mL/時

> 低流量時だけでなく、高流量の場合であってもフローが安定するまでには時間を要する

測定期間2時間において30秒ごとに計測した拍出量を流量換算した値を示している

テルフュージョン® シリンジポンプ35型 TE-351 取扱説明書. より引用

図3 福井大学医学部附属病院におけるカテコラミン製剤のシリンジ「2台同時更新」

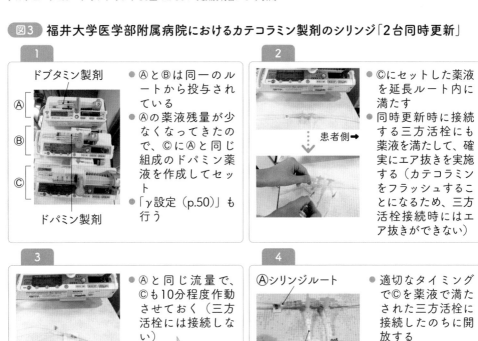

1

ドブタミン製剤

Ⓐ

Ⓑ

Ⓒ

ドパミン製剤

● ⒶとⒷは同一のルートから投与されている
● Ⓐの薬液残量が少なくなってきたので、Ⓒにと同じ組成のドパミン薬液を作成してセット
● 「γ設定（p.50）」も行う

2

患者側➡

● Ⓒにセットした薬液を延長ルート内に満たす
● 同時更新時に接続する三方活栓にも薬液を満たして、確実にエア抜きを実施する（カテコラミンをフラッシュすることになるため、三方活栓接続時にはエア抜きができない）

3

● Ⓐと同じ流量で、Ⓒも10分程度作動させておく（三方活栓には接続しない）

> 作動時間は「スタートアップカーブ（例として図2）」の時間を考慮する

4

Ⓐシリンジルート

患者側➡

Ⓒシリンジルート

● 適切なタイミングでⒸを薬液で満たされた三方活栓に接続したのちに開放する
● Ⓐ側は三方活栓を閉鎖して取り外す

　注意しないといけないのは、たとえ同時更新を行っても循環動態への影響がなくなるわけではないことです。更新後に血圧低下をきたす症例は多数みられます。そのため、更新前後・更新中のモニタチェックは必須です。

また、ほかにルートが使用できないためにカテコラミンとそれ以外の薬剤を同ルートから注入している場合は、カテコラミン以外の薬剤も同時更新の対象としています。

引用文献
1. テルフュージョン® シリンジポンプ35型 TE-351 取扱説明書. テルモ株式会社.

私は こう考える

必須知識！　循環動態の乱れにつながってしまう機器の特徴

　カテコラミン投与中のCVカテーテル・シリンジ交換時にプライミング・ボリュームを算出して薬液をCVカテーテル内に充足させることは、循環動態の変動を少なくするために大切な技術です。

　CVカテーテル交換やシリンジ交換時に患者の血圧が低下する要因として、以下の点が考えられます。
- CVカテーテル自体の柔軟性
- シリンジポンプの動作の精密性
- 患者の静脈圧とシリンジポンプの押す力とのバランス など

　特に、シリンジポンプはごく少量の薬剤を±3％の誤差内（製品による）で投与できる精密機器です。このような製品の特徴をふまえ、十分な効果を得られるように管理しておくことが大切です。シリンジ交換時の三方活栓の向きの間違いで開始忘れなどはよくあるインシデントです。ダブルチェックや指さし確認で、安全に交換しましょう。

（久間朝子）

シリンジポンプ交換時、「2台同時更新」を無条件に実施しない

　シリンジポンプのスタートアップについて、実際に対応している施設や部署はICUや循環器病棟などに限られているかもしれません。本文では、図3で患者に接続せずにシリンジポンプを作動させ三方活栓ごと交換する方法を紹介していますが、施設によっては2台同量投与や2台半量投与をしているところもあります。

　シリンジ交換時、「開始ボタン」を押してから実際に薬液が流れ始めるまでには数秒のインターバルがあります。そのため、シリンジ交換の際には、シリンジをシリンジポンプにセットしたら、CVカテーテルにつなぐ前に「早送りボタン」で少量の薬液を流して接続する、あるいはCVカテーテルとシリンジとの間に三方活栓を接続し、患者側ではないほうに少量の薬液を「早送りボタン」を押してプライミング（製品によるが、約2mL）しておく必要があります。

　シリンジポンプを使用することは、投与量を厳密にコントロールできてとても望ましい反面、ルート管理が煩雑になったり、過剰投与になったりするリスクもあります。自部署でどのような対応をするかに関しては、患者の疾患や投与している薬剤の影響度を加味し、医師とともに検討したうえで実施しましょう。

（藤野智子、久間朝子）

● 中心静脈ライン③ ●

複数のライン管理のため、色のついたテープやクリップでまとめて整理する

| 若林留美 |

　投与する輸液ラインの選択と同等に、患者の安全・安楽を重視した輸液ラインの整理も大切です（図1）。例えば、CVカテーテルにおいて、複数のラインがあるとつなぎ間違えてしまう恐れがあることから、色のついたテープなどでそれぞれに印をつけ、アクシデントが生じないように工夫します。また、患者の体動によってテンションがかかり、CVカテーテルが抜けてしまわないように、ラインをまとめてクリップで襟などに留めておくなどの工夫が必要です。

　つなぎ間違えやカテコラミンの急速注入などのアクシデントが生じないように、以下のような配慮も重要です。

①よけいな三方活栓をつけない

②接続部分をできるだけ少なくする

③点滴交換時は接続部分が確実につながっているかを確認する

　患者の近くに三方活栓がついていると、寝返りをした際に体の下敷きになったり、患者が不快に感じたりすることもあります。身体状態をアセスメントしつつ、緊急対応のために必要なとき以外は、根元に三方活栓をつけることは避けます。

ここが
コツ

つなぎ間違いなどのアクシデントを予防できる

図1 患者の安全・安楽を重視したCVカテーテルに接続する輸液ライン整理

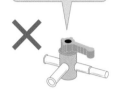
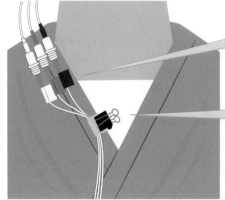

ポイント③
よけいな三方活栓
はつけない：根元
はすっきりと

ポイント①
点滴ラインには印をつける

ポイント②
ラインはまとめて、クリップ
などで襟に留める

ライン確認の原則は、
必ず「患者側」からたどる

私はこう考える
輸液ラインは固定時のみならず、定期的な確認を

　患者の安楽や安全を考えてラインを固定することは、インシデントやアクシデントを招かないために大切ですが、時に患者の体動や発汗によって、固定がずれることがあります。定期的に、「挿入されている長さ」「ドレッシング材の剥がれ」「ドレッシング下・周囲皮膚の状態」「固定のずれ」はないかを確認しましょう。

　また、胸部X線画像でCVカテーテルが適切な位置に留置されているかも確認しましょう（図2）。

（久間朝子）

図2 CVカテーテルの先端の適切な留置位置

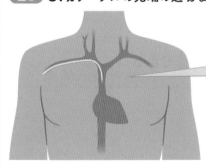

カテーテルの先端が、上大静
脈下部〜右心房上部に留置さ
れていることを確認する

● 中心静脈ライン④ ●

輸液ラインはゆとりがある長さにして、ポンプのコード類は整理する

| 若林留美 |

輸液ラインは体動範囲程度のゆとりをもたせる

多剤を使用した点滴療法の場合、点滴交換や電源確保の便宜上、患者から少し離れた位置に点滴スタンドをセットする場合が多くなります。そのため、ゆとりをもった輸液ラインの長さが必要です。

ただし、長すぎる輸液ラインはトラブルの原因となります。患者の体動範囲（寝返り、ベッド上でどのような動きをするか）などを考慮し、必要最低限の長さに調整する必要があります。

また、患者の体動にも対応できるように、輸液ラインはたるませるとともに、そのラインが床につかないように、ゴムなどで固定すると便利です（図1）。

図1 輸液ポンプ使用時のコード・ライン整理の工夫

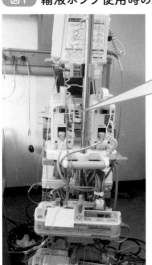
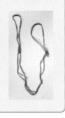
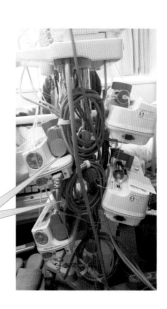

コツ
ラインを必要以上にたるませないために、ゴムを使用して固定する

コードは巻いて束ねて整理する（シリンジポンプはベッドの高さにあわせる）

> **ここが コツ**
>
> ラインを必要以上にたるませないために固定にゴムを使用すると、
>
> 患者の体動にも対応できるラインの長さで管理しやすくなる

シリンジポンプの高さはベッドに合わせ、コード類は点滴スタンドに取りつける

　輸液ポンプ・シリンジポンプ使用時は、電源確保のためAC電源コード類が多くなりベッドサイドが乱雑になってしまう可能性があります。点滴投与をしながらも患者はベッド周囲を活動する場合もあるため、輸液ラインやAC電源コード類の整理はとても重要です。AC電源コードは、結んでしまうと破損の原因となるため、丸めてまとめ、点滴スタンドに取りつけ、床に落ちないように工夫します。

　なお、シリンジポンプ使用時はサイフォニング現象を防ぐため、なるべくベッドの高さに合わせて点滴スタンドに装着します。サイフォニング現象とは、高低差により薬液の急速注入が起きてしまうことをいいます。仮にシリンジ固定が外れてしまったとき、薬液が患者よりも高い位置にあると発生する恐れがあります。シリンジポンプで投与している薬剤は厳密な量の管理が必要なものであることから、重大な影響を患者に与える恐れがあり、十分な注意が必要です。

参考文献
1. 坂本すが，井手尾千代美 監修，木下佳子 編：完全版 ビジュアル臨床看護技術ガイド. 照林社，東京，2015.

> **私はこう考える**
>
> ### ポンプは設置位置とラインの整理に注意して使用する
>
> 　複数の輸液ラインが留置されている患者の場合、その数だけ輸液ポンプ・シリンジポンプを使用していることがほとんどです。複数のポンプは患者の視野を妨げストレスになるほか、体動の際に寄りかかってしまうなどのインシデントにつながりかねません。「患者の理解の程度を把握する」「ナースコールなどを手元に準備する」「患者が気にするもの（眼鏡や家族の写真など）を点滴スタンドの周囲に置かない」「シリンジポンプを視野に入らない位置にセットする」といった工夫も時に必要です。
>
> 　使用する輸液ポンプ・シリンジポンプは、ラインごとにできるだけ近くにセットするほうが整理できるでしょう。輸液ラインに直接テープでラベルをつけるだけでなく、輸液ポンプ・シリンジポンプにも薬剤名や次回ライン交換日などのラベルをつけておくとよりわかりやすいです。また、三方活栓やフィルターは重みがあり、輸液ラインにテンションがかかる原因となることがあります。フィルター等が垂れ下がらないように整理しましょう。　　　　　　　　　　　　　　　　　　（久間朝子）

CVカテーテルは「仰臥位」などで抜去を
（座位では空気塞栓症の危険）

中心静脈カテーテル抜去後の空気塞栓症について、医療機能評価機構（2016年4月）の事例から紹介します。

■事例1

医師が中心静脈カテーテル（ブラッドアクセス）の抜去のため訪室したところ、患者は座っていた。医師は座位で抜去することの危険性を知らず、座位のまま中心静脈カテーテルを抜去した。その後、患者は呼吸困難を生じ、脳梗塞を発症した。カテーテル抜去部から空気が血管内に流入したことによる空気塞栓症と考えられた。

■事例2

研修医は中心静脈カテーテル（ダブルルーメン）を抜去する際、仰臥位またはトレンデレンブルグ位とすることを知らず、患者に座位のまま息止めをしてもらい抜去した。研修医は抜去部を約3分間圧迫後、数分かけて皮膚に残っていた糸を除去した。その際、患者は気分不良を訴え、意識消失した。CTを撮影したところ、右内頸静脈内に少量のガス像を認め、中心静脈カテーテル抜去後の空気塞栓症と考えられた。

そこで、事故のあった医療機関では中心静脈カテーテル抜去の方法について、中心静脈カテーテルの研修会の内容に、以下に示すような抜去時の注意事項を追加する取り組みをしている。

・体位は仰臥位またはトレンデレンブルグ位とする

・吸気後に息を止めてもらいカテーテルを抜去する
・抜去部は5分以上圧迫する
・抜去部は密閉性の高いドレッシング材で覆う

中心静脈カテーテルからの空気塞栓はカテーテルの抜去時にだけ発生するわけではありません。カテーテルと輸液ラインなどを三方活栓などでつなぎ、そこから空気が混入するような誤った操作をすると容易に起こります。そして、肺や脳に空気塞栓が起こると重篤な後遺症を起こしたり、時には致死的にさえなります。

中心静脈カテーテルを抜去する際に、患者の呼吸運動時の吸気に発生する陰圧により空気が血管内に引き込まれる可能性があります。どれくらいの量なら空気塞栓による合併症には至らないのかというと、一般的には20mL以内とされていますが、それには科学的根拠はありません。いずれにしても、中心静脈カテーテル抜去、あるいはカテーテルを開放して大気に曝露するような場面がある際には、血管内の圧（静脈圧）を少し上げておく必要があります。そのためには、頭を下げた体位（少なくとも仰臥位）とすることです。

（道又元裕）

静脈炎予防のため、血管への化学的・物理的刺激を軽減する

| 亀井有子 |

　静脈炎は主に、血管内膜とそこに存在する内皮細胞が図1に示したような原因によって損傷することにより発生します。なかでも、輸液のpHや浸透圧による静脈炎を予防するためには、輸液製剤が十分な血流で希釈され、血管の化学的な刺激を減らすことが必要です。

　そのため、静脈炎を予防するためには、以下の点を把握しておく必要があります。

> ●血流が合流する手前の血管を選択
> ●輸液製剤を十分に希釈できる血管にカテーテルを留置
> ●細い血管しかない場合には、血管に対してより細いカテーテルを留置
> ●輸液速度を遅くする

　「十分な血流を得ることができない血管に留置せざるを得ない場合」や「強酸性・強アルカリ性・高浸透圧の輸液製剤を投与する場合」は、血管炎を発生するリスクが高いことを念頭において綿密な観察を行い、早期に静脈炎を発見しなくてはなりません。

図1　末梢静脈カテーテル留置に伴う静脈炎の原因

①pHによる化学的刺激

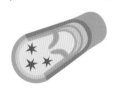

輸液製剤のpH（4.0以下あるいは8.0以上は化学的刺激が強い）と血液のpH（7.35〜7.45）の差によって生じる血管内膜の損傷

②浸透圧による化学的刺激

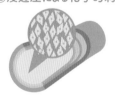

高い浸透圧の輸液製剤による血管内皮細胞・組織間結合のずれによって生じる内皮細胞の損傷

③物理的刺激

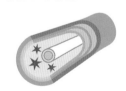

カテーテル自体による血管内膜の損傷

コツ

輸液のpH、浸透圧などによる化学的刺激やカテーテル自体による物理的刺激を避ける

私はこう考える
投与する薬剤の性質（浸透圧比、pH）をふまえ、その耐性から投与部位を考える

　静脈炎予防を考えるにあたっては、浸透圧比を理解することが必要です。浸透圧比とは、体液に近い生理食塩液を基準（浸透圧比「1.0」）にして、その浸透圧を比較するものです。

　末梢静脈からの輸液投与における浸透圧比の限界は「3.0」です。限界を超えると、血管内膜に存在する内皮細胞が損傷する恐れがあります。そこからプロスタグランジンやヒスタミンが遊離し、静脈は炎症を起こします（静脈炎）。

　一方で、10%・20%ブドウ糖液の浸透圧比は表1の通りです。末梢静脈から投与できるブドウ糖液の濃度は、浸透圧比が「3.0」以内である10%ブドウ糖液までであり、それを超える濃度20%以上のブドウ糖液は中心静脈からの投与となります。その他、アミノ酸製剤であるビーフリード®やアミノフリード®は浸透圧比が約「3.0」以内であることから末梢静脈投与、1号液・2号液の浸透圧比は「4.0以上」であることから中心静脈投与となります。

　また、輸液製剤についてはpHも考慮する必要があります。pHの低い、つまり酸度の高い製剤は血管内膜に影響を及ぼします。血液のpHは7.4±0.05の範囲に調整されています。アルカリ性あるいは酸性の強い輸液や薬剤の投与は、浸透圧比の"限界超え"同様に、静脈炎を生じさせます。

　pHに関しては滴定酸度[*1]で表現されることが多く、末梢静脈から投与できるアミノ酸製剤の滴定酸度は6.8〜7.8mEq/Lです。滴定酸度が高い値になる（＝酸の量が多い）ほど血管障害は強くなります。

　このような輸液製剤の特徴を把握したうえで、投与する静脈の部位や耐性なども考慮しながら日々の観察をすることが、静脈炎などの血管障害を予防するテクニックです。

（清水孝宏）

＊1 滴定酸度：100mLの酸性輸液製剤のpHを、人間の血液pHである7.4まで中和するのに必要な塩基の量。

表1 経静脈栄養で使用される主な薬剤の浸透圧比

薬剤名	浸透圧比	投与経路
10%ブドウ糖液	2.0〜2.3	末梢静脈
20%ブドウ糖液	3.5〜4.4	中心静脈
アミノ酸製剤（ビーフリード®、アミノフリード®）	約3.0（混合時）	末梢静脈
1号液	4.0〜5.0	中心静脈
2号液	5.0〜5.8	中心静脈

末梢静脈では浸透圧比が限界（3.0）を突破しない範囲の薬剤が使用される

参考文献
1. 清水孝宏：栄養輸液の種類と特徴を知り適切な輸液を選ぶ. 岡元和文, 道又元裕 特別編集：重症患者に必要な輸液管理と体液ケア. 急性・重症患者ケア 2013；2 (1).

血管外漏出予防のため、「血管の選択」「ルートの固定」「チューブの"くせ"」を重視する

| 亀井有子 |

"血管外漏出"とは、臨床現場で一般的に「点滴が漏れた」といわれる状況です。血管外漏出の原因となる血管痛や静脈炎は予防しなければなりません。

再穿刺を避け、血流量の多い静脈を選択する

重要なのは、静脈炎を起こした血管への末梢静脈カテーテル留置は避けることです。また、穿刺に失敗した血管への再穿刺は禁忌です。

末梢静脈カテーテルを留置する血管の選択にあたっては、比較的、静脈血流量の多い血管がある前腕や上腕の中間部を選択するとよいと思います。

ルート固定の際は、フィルムを"置くように"行う

血流の妨げや末梢静脈カテーテル先端での血管内膜損傷がないような固定も必要です。ルート固定時は、フィルムを"置くように"して、引っ張ったり、強く押さえつけたりしないようにします。固定用テープは、刺入部の真上や血液が流れる方向には貼らず、必要最小限のみを固定します。

点滴チューブの"くせ"を活用する

末梢静脈カテーテルと輸液ルート、もしくは延長チューブの接続も工夫したほうが安定します。輸液ルートや延長チューブには必ず、製品の袋に入っているときに生じる"ループのくせ"がついています。そのループのくせを利用すると固定が安定し、フィルムにしわがよったり、末梢静脈カテーテルに無駄な力がかかったりしません（図1）。ささいなことですが、血管外漏出のリスクが高い患者のときには、このようなひと工夫が必要となります。

コツ

力のかかっていない自然なカーブに沿っており刺入部は安定するため、特別な道具を使用しなくても、安定したチューブ固定が可能

図1 輸液ルートのチューブの"くせ"を活かした血管外漏出予防のコツ

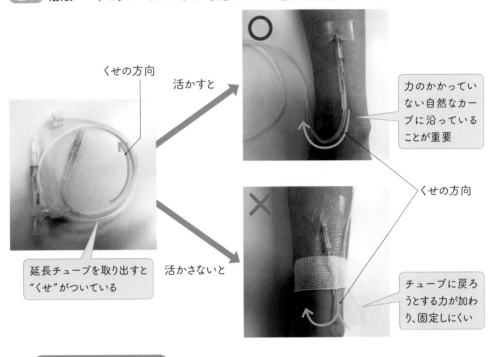

くせの方向

延長チューブを取り出すと"くせ"がついている

活かすと

活かさないと

力のかかっていない自然なカーブに沿っていることが重要

くせの方向

チューブに戻ろうとする力が加わり、固定しにくい

私はこう考える

"たかがテープ"と思わない！
患者が受ける利益/不利益は大きく異なる

　末梢静脈カテーテルのテープ固定や、チューブの物理的なくせ（曲がり）にまで気を配れるかどうかで、看護の質に違いが出てくるといえます。

　例えば、固定するテープの左右にテンションがかかっている場合、その皮膚にはズレが発生します。このズレは直接、表皮へのダメージとなり、表皮が剥離する原因ともなります。また、チューブが曲がった状態で固定された場合、その先端にある末梢静脈カテーテルの刺入部にも圧力がかかり、血管外漏出の原因になる可能性があるのです。

　「たかがテープによるカテーテル固定」というとらえ方ではなく、身体に及ぼす影響を追求していくことが重要です。

（清水孝宏）

静脈炎予防のため、「太い・血流量の多い血管」「24Gほどの細いカテーテル」を使用する

| 亀井有子 |

　静脈炎は、輸液の温度やpH・浸透圧など、輸液製剤そのものによる刺激、血管の太さに見合わない末梢静脈カテーテルの使用などで血流が阻害されることによって生じます。そのため、輸液製剤を希釈可能な、太く血流量の多い血管を選択したり（図1）、血流を阻害しない程度の細い末梢静脈カテーテルを使用したりすることで静脈炎を予防することができます。

　末梢静脈カテーテルを「よりよい滴下に保ちたい、詰まらないようにしたい」と思うがゆえに、血管が細い患者に対してもスタンダードなサイズ（20〜22G）を選択してしまいがちですが、24G程度の細いものを使用するようにしましょう。

ここが

コツ
末梢静脈カテーテル留置時は、"無理な血管"を選択しない

図1　静脈炎を予防するための血管選択の基準

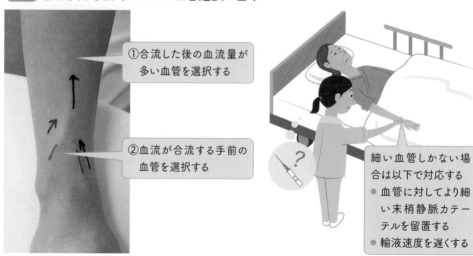

①合流した後の血流量が多い血管を選択する

②血流が合流する手前の血管を選択する

細い血管しかない場合は以下で対応する
- 血管に対してより細い末梢静脈カテーテルを留置する
- 輸液速度を遅くする

私は こう考える

静脈炎の「予防・早期発見・悪化を防ぐこと」は看護の役割と認識しよう

　近年、栄養管理の重要性が認識され、早期からの経腸栄養が注目されています。一方、静脈栄養に関しても、経腸栄養ができない、あるいは十分にできない場合には静脈栄養を開始することが勧められています[1]。なお、末梢静脈からの栄養投与は2週間以内とされ、それ以上静脈栄養を継続する場合には、中心静脈栄養に切り替えるのが一般的です。

　静脈栄養の場合、施設によって多少違いがあると推察されますが、最近では末梢静脈の確保が非常に困難な高齢の患者も少なくありません。このような患者に血管を確保する場合、できるだけ細い末梢静脈カテーテルを留置する必要があります。

　また、糖質やアミノ酸の含まれた輸液はpHや浸透圧の問題があり、末梢静脈からの投与には限界があります。最近では、挿入や管理の面で、より患者への侵襲が少ないCVカテーテルであるPICC（peripherally inserted central catheter：末梢挿入式中心静脈カテーテル）が用いられる機会が増えています。いずれにしても、静脈炎の「予防」「早期発見」「悪化の予防」は、看護の重要な役割であることを認識して管理する必要があります。

（清水孝宏）

引用文献
1. McClave SA, Taylor BE, Martindale RG, et al. Guidelines for the Provision and Assessment of Nutrition Support Therapy in the Adult Critically Ill Patient Society of Critical Care Medicine (SCCM) and American Society for Parenteral and Enteral Nutrition (A.S.P.E.N.). JPEN 2016 ; 40 (2) : 159-211.

COLUMN

理髪店のサインポールの起源

　床屋の店先で回っている、赤・白・青の看板を「サインポール」と言います。なぜ、あれが床屋のシンボルになったのか。そもそも、理髪店のサインポールは、過去には理髪店が看板を掲げることが許されていなかった時代に理髪店を示すために使われたものだそうです。

　起源は中世ヨーロッパにさかのぼります。当時、理髪師は医療行為も担い、手術も行っていたようです。そこで、理髪師たちは、彼らの仕事に由来する独自のサインを掲げるようになったといいます。当初は理髪師が吸い取った血液を入れる際に使用するカップを掲げるようにしていたそうです。後になって理髪師たちは、これを竿につなげ店前に掲げましたが、これは血を吸引する行為が許された理髪師の認定証でもあったようです。その後、理髪師が医療行為を行わなくなったのですが、サインポールは理髪店を示す看板として残されたと言われています。　（道又元裕）

輸液ポンプで薬液を投与するときは、薬液の実容量を把握しておく

| 新田理恵 |

実容量を把握のうえ、速度計算を実施する

　生理食塩液やブドウ糖などの薬液は、表示量よりもやや過量に充填されています。そのため輸液ポンプで薬液を投与する場合、輸液速度を設定する際には、使用する薬液の充填されている実際の量（実容量）を把握しておくことが重要です（表1）。

　実容量を把握し、設定速度を計算して投与することによって、投与時間を延長することなく、がん化学療法薬の有効な血中濃度を保ちながら指示通りの時間で投与を完了することができます。

　一部の製薬会社では、製品の実容量を開示していますので活用しましょう（表2）[1]。

表1 杏林大学医学部付属病院で作成した実容量の表（一部抜粋）

医薬品名（mL）	実容量（mL）
生理食塩液「ヒカリ」500	515
生理食塩液「ヒカリ」250	260
5％ブドウ糖「ヒカリ」500	515
「○○」生理食塩液50	54
「○○」生理食塩液100	107
「○○」5％ブドウ糖250	258

コツ

表示量より多い微量分も加味して輸液速度を設定すると、有効な血中濃度を維持しながら、指示通りの時間で投与を完了できる

メーカーによっては実容量を公開しているので、速度設定の際に活用する

表2 実容量・混注可能量・容器材質一覧表

製品名	規格（mL）	容器	実容量（mL）	混注可能量（mL）	容器材質
生理食塩液「ヒカリ」	100	プラスチックボトル	104±2	5	ポリプロピレン
生理食塩液「ヒカリ」	250	ソフトバッグ	262±5	280	ポリエチレン
生理食塩液「ヒカリ」	500	プラスチックボトル	515±5	45	ポリプロピレン

光製薬株式会社ホームページ．https://www.hikari-pharm.co.jp/hikari/medical/info/list3 より引用

引用文献
1. 光製薬株式会社ホームページ．https://www.hikari-pharm.co.jp/hikari/medical/info/list3（2023/4/25アクセス）

私は こう考える

薬剤の「実容量＞表示量」は、必要量の確実な投与のため

　なぜ、生理食塩液やブドウ糖などの薬剤は表示量よりも過量に充填されているのでしょうか。日本薬局方では「本剤の薬液の実容量は、別に規定するもののほか、表示量よりやや過量で、表示量を注射するに足りる量である」[1]とされています。

　それは、アンプルやプラスチックバッグなどの1回用容器で提供される注射剤は、通常表示量を投与するのに十分な量の注射液で充填されている必要があるからです。

（藤巻奈緒美）

引用文献
1. 日本薬局方：第十四改正 日本薬局方　第一部　製剤総則　17. 注射剤．https://jpdb.nihs.go.jp/jp14/pdf/0007-1.pdf（2022.11.14アクセス）

カテコラミン投与では、時間流量でなく「γ数の計算」で設定する

| 栗原勇治 |

体重が異なると、"同じ流量"でも"同じ効果"は得られない

　循環作動薬である「ドパミン」「ドブタミン」「アドレナリン」「ノルアドレナリン」をシリンジポンプで持続投与する場合、時間流量ではなく「γ数」を設定して投与します。医師からの流量指示や増減時の指示もγ数での入力を依頼します。

　γ数とは、同じ効能を示す重量速度を体重変換したものです。なぜ「γ数の計算」をするかというと、例えば体重100kgの人と30kgの人に対して、「同じ薬剤」を「同じ時間流量」で投与しても同じ薬剤効果は得られません。それは、体格（身体）によって得られる効果が異なるためです。

　γ数の計算の一例と、シリンジポンプへの設定入力方法を図1に示します。

投与量が異なると、"同じ薬剤"でも"同じ作用・効果"は得られない

　これらの薬剤は交感神経受容体に作用するのですが、その投与量（γ数）によって刺激を受ける受容体とその作用・効果も異なってきます。例えば、血圧を上げることを目的としてドパミン製剤を「3γ/時」で投与していたとしても、刺激される受容体はドパミン受容体であることから末梢血管収縮作用は現れにくく、血圧上昇も期待できない結果となります（表1）。この「3γ/時」が、体重100kgの人と30kgの人でそれぞれどれくらいの量になるのか、時間流量（mL/時）だけでは把握できないのです。

　さまざまなガイドラインや治療指針等の記載方法もγ（＝μg/kg/分）で表記されていることが多く、医師との共通言語としても有効です。

「ドパミン」「ドブタミン」の用量による性質の違いを理解して

投与を行うためにはγ数が大切。時間流量で設定すると、

期待した効果が得られない恐れがある

図1 γ数の計算方法の例とシリンジポンプ設定入力画面（1mL/時を1γと設定する場合）

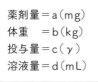

薬剤量＝a（mg）
体重　＝b（kg）
投与量＝c（γ）
溶液量＝d（mL）

とすると

〔入力例〕

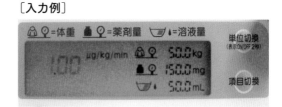

体重：50.0kg
薬剤量：150.0mg
溶液量：50.0mL
と入力した画面

γ＝μg/kg/分なので、
c＝μg/kg/分＝a×1,000/d/b/60
となる

溶液量（d）＝50mLとして
作成すると

c＝a/3b
となる

言いかえれば

a＝3bc
となる

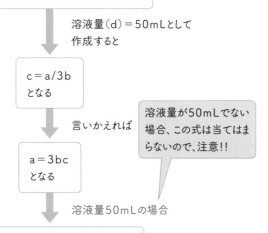

溶液量が50mLでない
場合、この式は当てはま
らないので、注意！！

溶液量50mLの場合

〔体重×3〕の薬剤量を混注すれば、
1γ＝1mL/時の組成となる

表1 ドパミンとドブタミンの作用

	用量	作用受容体	特記事項
ドパミンの作用	低用量 （2～5γ）	ドパミン 受容体	● 腎動脈・冠動脈の拡張、利尿作用が起こる ● 心臓、末梢血管にはほとんど作用しない
	中用量 （5～10γ）	$\beta > \alpha$	● β_1作用により心収縮力が増大し、α作用が加わることで血管抵抗が増大し腎血流も減少する
	高用量 （10γ～）	$\alpha > \beta$	● α作用により、末梢血管を収縮させ血圧を上昇させる ● 腎血管も収縮し利尿作用は消失、心拍数は増加する
ドブタミンの作用	低用量 （2～5γ）		● 軽度の血管拡張と心拍出量を増加 ● 末梢血管への作用はあまり影響が出ない
	中用量 （5～10γ）		● 肺血管拡張作用によりPCWP（pulmonary capillary wedge pressure：肺動脈楔入圧）の低下
	高用量 （10γ～）		● 血管収縮作用が出現 ● 頻脈の出現

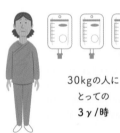

30kgの人に
とっての
3γ/時

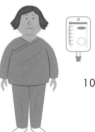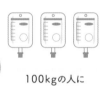

100kgの人に
とっての
3γ/時

「30kgの人にとっての3γ/時」は100kgの人にはまったく足りず、反対に「100kgの人にとっての3γ/時」は30kgの人には多すぎる
➡「時間流量」ではなく「γ数」でみる！

私は こう考える

「計算式の掲示」「薬剤ボトルの表示の活用」などで、γ計算による輸液管理を行う

　γ計算による輸液管理は、患者の状態変化を詳細に把握するために必要な情報です。しかし計算が多少複雑であるため、計算式を掲示するなどの工夫が必要かもしれません。

　また、医師と協働し、部署内でよく使用する薬剤の溶液や薬剤量を基準化してしまうのも方法です。昇圧薬などは、薬剤ボトル自体に記載されているものもあるので（図2）、うまく活用していくとよいでしょう。

（藤野智子）

図2 γ計算の値が表記された薬剤ボトル

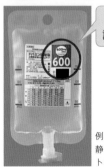

γ計算の値が記されている

例として、ドパミン塩酸塩点滴静注液600mgキット（ヴィアトリス製薬株式会社）

薬剤投与③

がん化学療法薬では、輸液セットで表示されている滴数より増加させて投与する

| 新田理恵 |

添付文書にも記載がある、「滴数調整」の必要性

　非水性注射液のがん化学療法薬では、輸液セットで表示されている滴数より増加させて投与速度を調整する必要があります。代表的な薬剤に、パクリタキセルがあります。

　パクリタキセルの投与時の注意として、薬剤添付文書に 表1 のような記載があります[1]。しかし、具体的な滴数調整についての明記はありません。そのため、杏林大学医学部付属病院ではパクリタキセルを32滴/mLで投与しています。

　パクリタキセル以外に、ドセタキセル、エトポシドなどポリソルベート80が添加物として含有されている薬剤も、輸液で希釈して投与すると表面張力が低下する傾向があります。そのため、上記薬剤もパクリタキセルと同様に滴下調整を行います（表2）[2]。

ここが
コツ

予定より少ない投与量になってしまうことを防ぐため、
....
「1滴の大きさ」が小さくならないように滴下調整する
....

表1 パクリタキセルの添付文書

本剤は非水性注射液であり、輸液で希釈された薬液は表面張力が低下し、1滴の大きさが生理食塩液などに比べ小さくなるため、輸液セットあるいは輸液ポンプを用いる場合は以下の点に十分注意すること。
①自然落下方式で投与する場合、輸液セットに表示されている滴数で投与速度を設定すると、目標に比べ投与速度が低下するので、滴数を増加させて設定する等の調整が必要である。
②滴下制御型輸液ポンプを用いる場合は、流量を増加させて設定する等の調整が必要である。

タキソール®注射液添付文書 2022年7月改訂（第1版）. より引用、下線は編集部による

表2 エトポシド点滴静注100mg「タイヨー」滴下速度試験

本製剤を輸液で希釈した場合、注射用水や生理食塩液とは液の表面張力が異なることから、1mLあたりの滴数が輸液セットの規格値と異なる

投与条件	100mg/500mL/2時間	200mg/500mL/2時間
輸液中のエトポシド濃度	0.2mg/mL	0.4mg/mL
1mL当たりの滴数	24.5滴/mL	26.3滴/mL
1分当たりの滴数	103滴/分	112滴/分

エトポシド点滴静注100mg滴下速度試験 2011年9月作成. より引用

引用文献

1. タキソール®注射液添付文書 2022年7月改訂（第1版）. ブリストル・マイヤーズ株式会社, https://file.bmshealthcare.jp/bmshealthcare/pdf/package/TAXOL.pdf?date=20230425（2023.4.25アクセス）
2. エトポシド点滴静注100mg滴下速度試験 2011年9月作成. 武田テバファーマ株式会社（2017.2.6アクセス）

私は こう考える

"1滴の違い"、原因は表面張力の違い

　がん化学療法薬ははじめから水に溶けるものばかりではありません。点滴として投与するために、水に溶けやすくなるようエタノールなどの可溶化剤を含むものも多くあります。そのようながん化学療法薬を通常の滴下数で投与すると、投与速度が遅くなり時間通りに投与できません。

　これは、エタノールの表面張力が水に比べて小さいために起こります。液体は空気中ではできるだけ、その表面積を小さくするような力がはたらいています。この力が表面張力です。表3によると、エタノールの表面張力は水に比べて小さいことがわかります。したがって、非水性注射液が希釈された際に表面張力が低下し、1滴の大きさが生理食塩液などより小さくなってしまうことにより、表示通り投与すると投与すべき量より少ない量になってしまうのです。

（藤巻奈緒美）

表3 さまざまな液体の表面張力（20℃）

物質名	表面張力（10^{-3}N/m）
水	72.75
エタノール	22.55
ベンゼン	28.9
トルエン	28.4

表面張力が小さいエタノールで希釈されると、1滴の大きさが小さくなる

小林映章：水の注目すべき特性（4）―表面張力―. 水の話～化学の鉄人小林映章が「水」を斬る！. http://www.con-pro.net/readings/water/doc0011.html（2023.4.25アクセス）より引用

調製から投与までを
確実に遮光下で行う

| 新田理恵 |

ダカルバジンは、感光で発痛物質が生じる

　ダカルバジンは、光に不安定なので、特に注意が必要です。光によって分解が始まり、その光分解物に発痛物質（Diazo-IC）が含まれているため、血管痛が引き起こされます。そのため、血管痛を軽減させるためには、薬剤の調製から投与終了後までの過程すべてで遮光を行うことが重要です。ダカルバジンの添付文書には、表1のような記載があります[1]。

　ただし、これには具体的な遮光方法の明記がないため、当院では薬剤の遮光袋あるいはアルミホイルを用いて遮光を行っています（図1）。使用した遮光袋やアルミホイルは、単回使用・破棄をすることでがん化学療法薬の曝露予防にもなります。

表1 ダカルバジンの添付文書

本剤の血管痛を防止する目的で点滴静注する場合には、点滴経路全般を遮光して投与すること。
（遮光すると血管痛が軽減されたという報告がある。）

ダカルバジン注用100添付文書2021年11月改訂（第15版）.
より引用、下線は編集部による

図1 ダカルバジンの遮光方法
（杏林大学医学部付属病院での例）

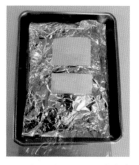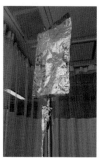

アルミホイルでルートを包んで遮光することで、副作用を予防するほか、がん化学療法薬曝露も防いでいる

コツ ここが

輸液ラインをしっかり遮光しないと、発痛物質が生じ、血管痛を引き起こす恐れがある

引用文献
1. ダカルバジン注用100添付文書2021年11月改訂（第15版）. サンド株式会社, https://www.sandoz.jp/sites/www.sandoz.jp/files/dacarbazine_4631_tenpu_02.pdf（2023.4.25アクセス）

参考文献
1. 河原昌美, 他：Dacarbazineの光分解によって生成する発痛物質の探索. 臨床薬理 2001；32（1）：15-22.

私はこう考える
ルートの遮光、投与中の室内照度を下げることなども実施する

　ダカルバジンを投与するうえでは、薬剤だけでなく患者の身体に至るまでの点滴ルートすべてを遮光する必要があります。アルミホイル以外にも遮光袋などを利用し、点滴バッグだけでなく輸液ラインも包むようにして、点滴ルートが光に接しないよう対応を行いましょう（図2）。

　また、投与中は「部屋のカーテンを閉める」「室内照度を下げる」などの対応も行います。

（藤巻奈緒美）

図2 遮光袋を用いた遮光の実施

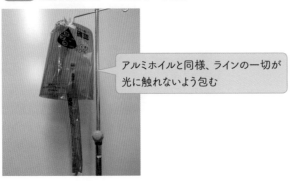

アルミホイルと同様、ラインの一切が光に触れないよう包む

参考文献
1. ダカルバジン注用100添付文書 2021年11月改訂（第15版）. サンド株式会社.
2. 河原昌美, 他：Dacarbazineの光分解によって生成する発痛物質の探索. 臨床薬理 2001；32（1）：15-22.

配合禁忌薬を考えて、ラインを選択する

| 露木菜緒 |

複数の薬剤を配合する場合は別ラインを確保する

2種類以上の注射薬を配合する（混ぜる）ことで、薬剤が混濁・変色・結晶化することがあります。注射薬の配合変化は、物理的要因と化学的要因に分類されます。物理的要因としては溶解性、化学的要因としてはpH変動、濃度、光分解、凝析・塩析などがあります。特に、pHが大きく異なる注射薬（酸性薬とアルカリ性薬）では、混濁、沈殿、分解による薬剤の含量低下が起こりやすいです。また、配合変化の結晶化によるフィルタやライン閉塞などにより、ラインが使用不可になることもあります。

複数の注射薬を混合して使用する場合、側管から接続する前に主管などの配合変化を確認し、配合変化がある場合は別ラインを確保する必要があります。また、投与終了後も、ライン内に薬液が残っており、その薬剤と反応する場合もあるため、ライン内の混濁、変色、結晶化の有無を観察する必要があります。

配合変化表を作成して、投与前に確認する

このような配合変化を回避できるよう、各病院で採用されている薬剤で、表1のような配合変化表を作成し、新規投与する前に確認することが大切です。また、薬剤は入れ替わりがあり、多剤を同一ラインから投与する場合もあります。pHの違いを前提に、薬剤師に配合変化を確認しながらラインを選択しましょう。

表1 配合変化表の例

製剤名	規格pH	アミノレバン®点滴静注	アレビアチン®注	イノバン®注0.3%シリンジ	インデラル®注射液	ウロキナーゼ静注用6万単位	注射用エラスポール®	オノアクト®点滴静注用	生食	セレネース®注	ソリタ®-T4号輸液	ソルデム1輸液
アミノレバン®点滴静注	5.5〜6.5			○	○		6h					
アレビアチン®注	約12			直×	×	×			3h	×		×
イノバン®注0.3%シリンジ	3.0〜5.0	○	直×		○	○	6h	○	6h	○		
インデラル®注射液	2.8〜3.5	○	×	○		ル○			○	△		
ウロキナーゼ静注用6万単位	6.5〜7.5		×	○	ル○				○	△	○	
注射用エラスポール®	7.5〜8.5	6h		6h				同×混○	○			○
オノアクト®点滴静注用	5.5〜6.5			○			同×混○		○			
生食	4.5〜7.0		3h	6h	○	○	○	○		○		
セレネース®注	3.5〜4.2		×	○	△	△			○			
ソリタ®-T4号輸液	3.5〜6.5					○						
ソルデム1輸液	4.5〜7.0		×					○				

○：配合可、ル○：ルート内の配合可、●h：●時間まで配合可、△：配合注意、×：配合不可、直×：直後に配合変化が認められる、混×：ボトル内の配合不可、同×：同シリンジ内の配合不可、表記なし：不明。

阿部真也，松本忍，小林彦登，他：ICUにおける注射薬配合変化早見表の作成とその有用性の検討. 医薬品情報学 2012；14（2）：78. より引用

引用文献
1. 阿部真也，松本忍，小林彦登，他：ICUにおける注射薬配合変化早見表の作成とその有用性の検討. 医薬品情報学 2012；14（2）：78.

メインルートから輸血する場合は、輸液の「細胞浸透圧」と「心負荷」に注意する

| 粂原勇治 |

　多剤投与されている状況で、さらに輸血を投与することになったとき、どのルートを使用すればいいのでしょうか。

　本来、輸血は末梢からの単独投与が原則であり、末梢静脈ルートがあれば選択しますが、他の薬剤が持続注入されていたりすると使用できません。マルチルーメンのCVカテーテルであっても、すべてのルートから薬剤が投与されているときに、輸血を同時に投与することで、それらの薬剤がフラッシュされる形になります。

　唯一使用できるとしたら、メイン（細胞外液や高カロリー輸液）が投与されているルートへの側管投与ですが、このとき「細胞浸透圧」と「心負荷」に注意しなければなりません。

高張液と輸血の同時投与では血球が小さくなる恐れ

　高カロリー輸液やメイロン®などは高張液です。輸血を同時に投与した場合、血球にとって細胞外液の濃度が高いために、浸透圧が細胞内液側から細胞外液側へとかかり、血球内の水分が血球外へと移動させられ、結果として小さくなってしまいます（図1）。

低張液と輸血の同時投与では「溶血」が生じる恐れ

　それでは、低張液である蒸留水との同時投与はどうでしょう。この場合は血球内、つまり細胞内液のほうが細胞外液よりも濃度が高いため、浸透圧は細胞外液側から細胞内液側へかかることになり、細胞外液の水分がどんどん血球内に入り込んできます。その結果、血球はどんどん膨らんで最終的に割れてしまいます。これが「溶血」です（図2）。

　どちらの場合も、せっかくの血球細胞が使いものにならなくなってしまいます。

輪血の多剤投与の際は輸液の浸透圧に注意しないと、「血球の縮小」や「溶血」が生じ、輸血の意味がなくなってしまう恐れがある

図1 "高張液"と輸血の場合

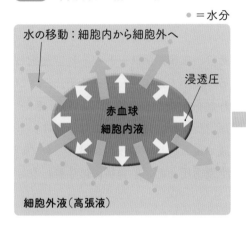

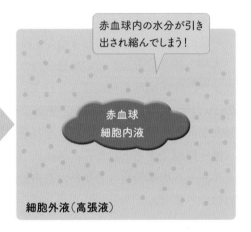

●＝水分

水の移動：細胞内から細胞外へ

浸透圧

赤血球
細胞内液

細胞外液（高張液）

赤血球内の水分が引き出され縮んでしまう！

赤血球
細胞内液

細胞外液（高張液）

図2 "低張液"と輸血の場合

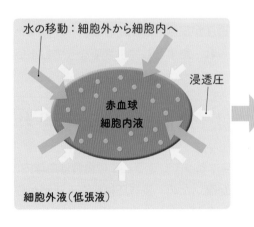

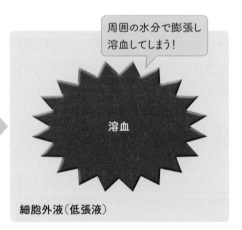

水の移動：細胞外から細胞内へ

浸透圧

赤血球
細胞内液

細胞外液（低張液）

周囲の水分で膨張し溶血してしまう！

溶血

細胞外液（低張液）

等張液との同時投与でも「心負荷増大」などの恐れ

　さらに、等張液では血球の破壊こそ起こりませんが、水分バランスを厳重に管理している場合や低心機能の場合には、静脈内の流量は「メイン＋輸血」となり、過剰バランスや前負荷増大から心負荷増大へとつながりかねません。

＊

　輸血を投与するときには、ルートの選択と輸血投与中の他の輸液の流量をどうするか（いったん止めるのか、減量するのか）を医師に確認する必要があります。

参考文献
1. 矢崎義雄 監修：ポケット版 治療薬 UP-TO-DATE 2015. メディカルレビュー社, 大阪, 2015.

私は こう考える
大量の輸液が必要な場合は「末梢静脈ルート」を選択

　輸血を投与するような患者は、手術による出血や体内の出血が認められる場合であり、出血性ショックに陥るリスクがあるということも考えます。

　出血性ショックの対応としては、輸血以外に輸液によるボリューム負荷を行う場合もあるため、本文にもあるように、できる限り末梢からのルートを確保しておくほうがよいでしょう。理由としては、輸血の投与だけでなく、ボリューム負荷は末梢静脈ルートのほうが迅速であることが挙げられます（表1）。

（藤野智子）

表1　末梢静脈ルートと中心静脈ルートで1秒間に輸液できる量の比較

部位	G（ゲージ）の太さ	カテーテルの長さ	1秒間に輸液できる量
末梢静脈	16G	5cm	1.54mL
中心静脈	16G	20cm	1.02mL

- 一定時間あたりの輸液量はカテーテルの「口径（太さ）」に比例し、「長さ」に反比例する（＝太く短いカテーテルはより輸液量が多い）
- 出血性ショックの状態で一刻も早い大量輸液が必要となった際など、どのルートから輸液を行うかが、生命予後を左右する重要な点となる

参考文献
1. Aeder MI, Crowe JP, Rhodes RS, et al : Technical limitations in the rapid infusion of intravenous fluids. Ann Emerg Med 1985 ; 14（4）: 307-310.

血液製剤取り扱い時のノウハウを理解する

| 露木菜緒 |

血漿製剤は融解後24時間以内に使用すればよい

　血漿製剤［新鮮凍結血漿（fresh frozen plasma：FFP）］は凝固因子の補充が主目的ですが、融解後は時間経過とともに凝固因子の活性低下が進むため、以前は3時間以内に使用すると定められていました。しかし、融解時間や保管庫の問題などただちに使用できない場合もあります。融解後2〜6℃の保存下で24時間以内であれば、血液凝固第VIII因子の活性は約3〜4割低下しますが、その他の凝固因子の活性に大きな変化は認めないため、現在では、融解後2〜6℃の保存下で24時間以内であれば使用できるように変更になっています。ただし、基本的には融解後ただちに使用してください。

図1 FFP融解後の血液凝固第VIII因子活性変化

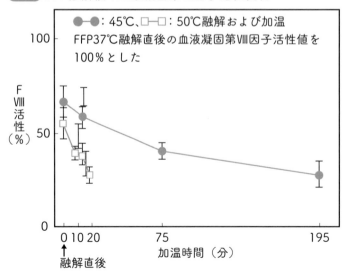

血小板製剤振盪器の例

水平回転型

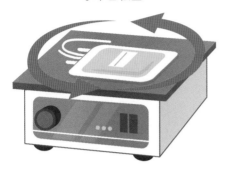

水平振盪型

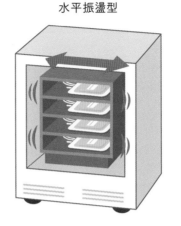

血小板製剤は振盪器を使用する

　血小板製剤（platelet concentrate：PC）は、必ず血小板製剤振盪器（図2）を用いて20〜24℃で穏やかに水平振盪する必要があります。血小板製剤は振盪させないと、血小板の代謝によって生じる乳酸が原因でpHが低下します。これによって、血小板に傷害が起こり、輸血効果が低下します。血小板のバッグには適当なガス透過性があるため、振盪することで乳酸と重炭酸により生じた二酸化炭素がバッグ外に放出されやすくなり、適切なpHを維持することができます。また、冷所保存すると血小板の寿命低下などを起こし、効果が低下します。

血液製剤の種類によって保存方法が違う

　血液製剤の種類によって保存方法が異なります。赤血球製剤（red cell concentrate：RBC）は2〜6℃で冷蔵保存、血漿製剤は−20℃で冷凍保存、血小板製剤は20〜24℃で振盪保存します（表1）。

表1 血液製剤の種類と保存方法

種類	保存方法	不適切な保存
赤血球製剤 （red cell concentrate：RBC）	● 2～6℃で冷蔵保存 ● 採取後21日以内に使用する	● 溶血を起こす ● 通常の輸血では加温は不要（急速輸血時などは加温が必要だが、37℃を超えると溶血する）
血漿製剤 （fresh frozen plasma：FFP）	● −20℃以下で冷凍保存 ● 融解後保存する場合は2～6℃で冷蔵保存し、融解後24時間以内に使用する	● 融解温度が高いと凝固因子活性の低下をまねき、輸血効果が得られない。また、融解温度が高すぎるとタンパク質の熱変性により使用できなくなる
血小板製剤 （platelet concentrate：PC）	● 20～24℃で水平振盪（振盪回数：約60回/分）して保存 ● 採血後4日以内に使用する	● 輸血効果が得られない（前項参照）

血液製剤を保存する場合は、自記温度記録計と警報装置がついた輸血用血液専用庫で保存する。

表2 患者と輸血製剤の照合

照合するタイミング	製剤の受け渡し時、輸血準備時、輸血実施時
照合する項目	患者氏名（同姓同名に注意）、血液型、製剤名、製造番号、有効期限、交差適合試験の検査結果、放射線照射の有無など
照合する資材	交差試験適合票の記載事項、製剤本体および添付伝票

異型輸血防止のために、プロトコルに沿った確認を行う

　異型輸血防止のために、各施設の輸血確認プロトコルに沿った確認を行うことが必要であり、複数名かつ電子機器による機械的照合の併用が望ましいです。一般的な、患者と血液製剤の照合を表2に示します。

● 採血 ●

凝固機能検査の採血は「シリンジでは1本目」「真空管では2本目以降」に行う

| 若林留美 |

　血液データは、患者の状態を把握するために重要な情報源の1つです。しかし、採血時に検体の取り扱いを誤ると、血液の必要量不足や凝固によって正確な検査値が得られないことがあります。正確な検査が行えない場合には、採血はやり直しとなります。これは患者にとって負担の大きいものであり、避けなければなりません。

　採血で検査される主な項目は表1です[1]。このうち採り直しになる検査で最も多いのが、「凝固機能」などの血液が"凝固すると検査ができないもの"です。以下に、これらの検体の取り扱いポイントを示します（図1）。

表1　各検査の特徴と注意点

検査の種類	採血管の中の薬剤	注意点
血算	EDTA-2K	● 採血後、転倒混和が必要
凝固機能	血液：クエン酸Na混合比9：1 特に採血時に注意	● 採血後、転倒混和が必要 ● 混合比を血液：クエン酸Na＝9：1とすることが重要 ● 一般的には3.2％クエン酸Na溶液0.2mL入りの採血管に、血液1.8mLを加える
赤沈	血液：クエン酸Na混合比4：1	● 採血後、転倒混和が必要 ● 混合比は、血液：クエン酸Na＝4：1（凝固機能検査時と異なるため注意が必要）
生化学	血清分離剤	● 採血後、転倒混和は不要
血糖	フッ化ナトリウム（NaF）	● 採血後、転倒混和が必要 ● 解糖阻止剤によりグルコースの代謝を阻止
アンモニアなど	ヘパリンNa	● 採血後、転倒混和が必要、氷水中保存 （室温で放置するとアンモニアの値が経時的に上昇し、誤差が大きくなるため）

臨床検査振興協議会ホームページ：検体の採取と保存法. http://www.old.jpclt.org/01outline/04.htmlを参考に作成

コツ

凝固機能の検査では誤った順番で行うと正確な結果が得られない

図1 採血の順番のポイント（シリンジ採血と真空管採血との比較）

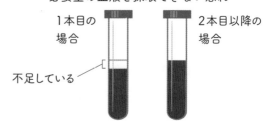

シリンジ採血

凝固機能・血沈 → 血算 → 生化学 → 血糖

この順番で実施しないと…
- 凝固機能が正確に検査できない恐れ

2本目以降に
分注した場合

血液の凝固が
生じている

真空管採血

生化学 → 凝固機能・血沈 → 血算 → 血糖

この順番で実施しないと…
- 採血しはじめの空気や組織液が入り、
  必要量の血液を採取できない恐れ

1本目の
場合

2本目以降の
場合

不足している

シリンジ採血の場合：「凝固」を1本目に分注する

　血液は体外に出た瞬間から凝固機能に影響を受けるため、検体内の抗凝固液とすばやく混合する必要があります。そのため、シリンジで採血する場合は、最初に凝固のスピッツに分注します。

真空管採血の場合：「凝固」を2本目以降に採る

　採血管にあらかじめ入っている抗凝固液は、指定された血液量との混和が必要で、血液を線までぴったり入れなければなりません。

　真空管を使用して採血する場合、はじめは針の部分の空気が真空管内に入り込みます（23G翼状針の場合：約0.6cc※）。そのため、その最初に入った空気の分だけ採血量不足となります。

　また、穿刺した直後の血液には、損傷した細胞からの組織液が混入する可能性があるため、検査値に影響を与えることがあります。そこで、真空管を使用して採血する場合、凝固機能検査は1本目を避ける（2本目以降に行う）必要があります。

＊

※著者調べ。

　このように、シリンジを使用した場合と真空管を使用した場合では、採血のポイントが異なるため十分に注意する必要があります。

　採血手技成功の一番のポイントは、"よい血管"を選択できるかどうかです。血管選択のときは、血管を目視のみで判断するのではなく、血管の太さ・深さ・弾力や走行などを触診で確認し、見定めることが重要です。

　なお、「血圧が低い」「血管が細い」といった理由から血液の引けが悪いことが予想されるときは、シリンジを用いた採血で吸引圧を調整して行うことが望ましいとされています。

引用文献
1. 臨床検査振興協議会ホームページ：検体の採取と保存法. http://www.old.jpclt.org/01outline/04.html（2023.4.25アクセス）

私はこう考える
真空管採血において、「凝固機能」採血は「血算」採血前に必ず実施する

　採血時に真空管を使用した場合、本文にあるように凝固機能の検体採血を"1本目に行わない"ことは、正確なデータを得るために非常に大切です。

　この凝固機能の採血と同時に「血算」の採血を行う際は、けっして凝固機能採血の前に行ってはいけません。血算の検体が凝固機能の検体に混入し、データに影響を与える恐れがあるためです。

　血算の真空採血管には、「EDTA-2K」という抗凝固液があらかじめ入っています。このEDTA-2Kは、血球の数を算出するのに適していますが、血小板凝集塊を形成することがあります。これにより血小板減少を起こすことから、血算の採血後に凝固機能採血を行うとデータを正確に得ることができない恐れがあります。

　採血時には、正確なデータを得るために、それぞれの検体の特徴をふまえ、「順番に真空管を並べておく」「必要時は提出条件に合わせて氷水を近くに準備しておく」などの工夫を行うとよいでしょう（図2）。

（久間朝子）

図2 正確なデータを得るための真空管の扱い方

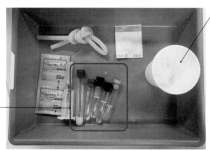

氷水中保存の検体がある場合、氷水を近くに準備しておく（時間経過によるデータの変化を防ぐため）

採血を行う順番通りに真空管を並べておく

血液培養採取時は、
嫌気ボトルから入れる?

| 露木菜緒 |

好気ボトル、嫌気ボトルのどちらが先でもよい

　血液培養は、常在菌の混入がないように無菌的操作で採血し、好気ボトル・嫌気ボトルを1セットとし、2セットの採血が必要です（好気ボトルは酸素が好きな細菌用で、嫌気ボトルは酸素が嫌いな細菌用）。

　採取血を分注する際、採血量が十分あり、2分割しても各8〜10mL以上の血液量が確保できていれば、好気ボトル・嫌気ボトルのどちらを先に入れても問題ありません。

　ただし、採血量10mLまでは、1mL/回増えるごとに陽性率は3%上昇するといわれているため、採血量が少ない場合は先に好気ボトルに入れます。細菌の種類は好気性菌のほうが多く、培養陽性率が高いためです。しかし、嫌気性菌感染症を疑う場合は、嫌気ボトルから入れます。嫌気ボトルに入れる際は、空気を完全に抜いてから入れます。

動脈血か静脈血か

　血液培養の検出率や結果は、動脈血も静脈血もどちらも変わりません。したがって、採血が容易で、コンタミネーション（外部の細菌が培養ボトルに混入すること）が少ない上腕の静脈採血が多いです。

カテーテル類から培養採血しても、結果は変わらない?

カテーテル類からの採血と、血管穿刺しての採血の感度は変わらないとされています。しかし、カテーテル類からの採血は常在菌の汚染やデバイスの影響を受けやすく、基本的には推奨されません。

ただし、カテーテル関連血流感染症（catheter-related blood stream infections：CRBSI）を疑った場合は、意図的にそのカテーテルから採取することがあります。その際は、無菌的操作を大前提に、直接穿刺しての血液培養も必ず行います。

好気ボトル・嫌気ボトルの見分け方

一般的に、青色が好気ボトル、オレンジ色が嫌気ボトルです。ピンク色は小児用好気ボトルです。ただし、メーカーによって好気ボトルが緑色の場合などもあります。また、ボトルにそれぞれ「Aerobic（好気）」「Anaerobic（嫌気）」と記載があります。

図1 **血液培養ボトルの例**

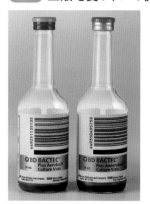

左：BD バクテック™ 23F好気用レズンボトルP
右：BD バクテック™ 22F嫌気用レズンボトルP
（2点とも日本ベクトン・ディッキンソン株式会社）

輸液の体内へのゆくえ
（移動と分布）

点滴した輸液は体内でどのように移動、配分するのでしょうか。実は、血管内に輸液を点滴しても、点滴した輸液量が血管内の循環血液量にそのまま反映するわけではありません。

なぜなら生体では水分の分布が決められており、輸液の組成に応じてそれ相当の場所に移動、分布するからです。

例えば、生理食塩液や乳酸化リンゲル液（ラクテック®、ソルラクト®、ソルアセト®など）、酢酸リンゲル液（ヴィーン®Fなど）と5％ブドウ糖の輸液は、体内にどのように分布するのでしょうか。

体液の配分・構成比は発達段階・年齢によって異なりますが、ここでは成人を例に挙げて解説します。一般的に、成人における体液は60％前後です。生体は、生理学的に細胞内領域と細胞外領域に分かれています。細胞外領域は、さらに組織間領域と血液が循環する血管内領域に分かれます。その体液比率は60％のうち40％が細胞内、20％が細胞外で、細胞外のうち組織間が15％、血管内が5％となっています。それらの体液比率は、細胞内液：細胞外液＝40：20＝2：1です。細胞外液は20％で、その内訳は組織間質液：血管内液（血漿）＝15：5＝3：1です。

これらの体液構成の比率をふまえて、点滴などで輸液した水分は体内にどのように移動配分していくのでしょうか。

生理食塩液や乳酸化リンゲル液、酢酸リンゲル液は細胞外液なので、例えばこれらを1L（1000mL）点滴で輸液したとします。そうすると、これらは細胞外領域に均等に行き渡ります。血管内に点滴された水分は血管内と組織間をつなぐ毛細血管の隙間を通って組織間へ移動していきます。組織間質液：血管内液（血漿）＝3：1なので、組織間へ750mLが移動配分され、血管内には250mLが残ることになります。

それでは、次に5％ブドウ糖液はどうでしょうか。

5％ブドウ糖液は、5％の糖が体内ですみやかに消費されると、ただの水分（自由水）なので細胞外からすみやかに細胞内にも移動配分されます。つまり、自由水は細胞外と細胞内に均等に行き渡ります。5％ブドウ糖液を1L（1000mL）点滴輸液すると、先に示した体液構成比に当てはめると細胞内に3分の2（約667mL）、細胞外に3分の1（約250mL）が入り、血管内には1000mLのうち約83mLが残ることになります。

細胞内液と細胞外液の分布や組成の違い、特性などを知っておけば、何のために輸液して、それはどこに輸液したいのかがわかります。水分バランスの結果を計算するだけでなく、あなたが点滴した輸液の行く先を正しく理解しておくとよいですね。

（道又元裕）

人工呼吸ケア・
気管吸引・
酸素療法

呼吸状態の変化（ゆらぎ）を見逃さない

｜ 藤田昌子 ｜

人工呼吸実施中も、呼吸はたえず変化している

　人工呼吸中でも「呼吸は、薬剤や治療、病状の変化などさまざまな理由で変化する」という意識で観察することが大切です。

　人工呼吸管理初期は、酸素消費量の軽減や呼吸筋疲労の軽減を目的に鎮静深度を深めに管理することが多いため、適切な設定であるか、設定通りの換気ができているかが大事な観察ポイントです。その後は、患者の状態の変化とともに、呼吸状態についても変化するのを見逃さないように注意します。例えば、発熱による酸素消費量の増加で自発呼吸の1回換気量が増大することもあれば、鎮痛が不十分で換気量が増大・減少することもあるかもしれません。

　ヒトの呼吸は器械とは異なり、呼吸の強弱や周期は一定ではありません。これを呼吸の「ゆらぎ」といいます。人工呼吸のサポートをゆるめるウイニング時は、鎮静薬の影響や呼吸筋疲労によって自発呼吸が弱くなったり、抜管後であれば舌根沈下や気道浮腫などで上気道が狭窄したりする危険性があります。高度な上気道狭窄では、細いストローで呼吸するかのように吸気時間と呼気時間が延長し、短い休止期を挟んだ連続性の吸気・呼気となります。けっして頻呼吸にはならないため、安静呼吸と見間違わないように注意が必要です（図1）。

図1 呼吸状態の「ゆらぎ」への対応例

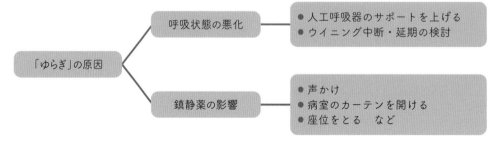

見逃せない呼吸状態の変化

- 苦悶表情や鼻翼呼吸
- 下顎の動き
- 額の発汗
- 胸鎖乳突筋などの呼吸補助筋
- 胸郭の動きの左右対称性
- 胸郭の広がり方
- 吸気時間・呼気時間

呼吸状態の変化を「身体上の変化」「呼気と吸気の割合」などから観察する

　呼吸状態の変化は、顔、首、胸に現れます。「苦悶表情や鼻翼呼吸」「下顎の動き」「額の発汗の有無」「胸鎖乳突筋などの呼吸補助筋の使用」「胸郭の動きの左右対称性」「胸郭の広がり方のなめらかさ」「何秒吸って何秒吐いているか」などを観察します。「何秒吸って何秒吐くか」を観察することで、呼吸を時間周期で考えることができます。人工呼吸器の場合、吸気・呼気の時間比率は1：2であることが多いですが、呼吸状態が悪化して努力呼吸になると、呼吸と吸気の間の休止期（休止期は呼気相に含まれます）が短くなって呼吸数が増加したり、急性呼吸窮迫症候群（acute respiratory distress syndorome：ARDS）などで肺の膨らみやすさ（コンプライアンス）が低下したりすると、吸気から呼気へ移行する期間（ポーズ期）が短くなります。さらに重症化すると、ポーズ期は消失して呼気時に努力呼吸がみられるようになります。

参考文献
1. 尾野敏明：呼吸アセスメントのピットフォール：解剖・病態・疾患の理解に関する落とし穴. 重症集中ケア 2009；8（3）：3-7.

ウイニング中や抜管後は、努力呼吸の徴候を「呼気」と「休止期」で分けて観察する

　人工呼吸器からのウイニング中や抜管後は、努力呼吸の徴候を観察することが重要です。努力呼吸の徴候としては、胸鎖乳突筋の緊張だけでなく、鎖骨上窩の陥没や胸腹部の非同調などもあります。

　また、呼気と吸気の時間比率を観察することはとても重要ですが、正常時の比率は1：1であると認識したほうがよいです。呼気時間と休止期をきちんと分けて観察することが必要だからです。

　頻呼吸は休止期がなくなり、呼気の後すぐに吸気に移行します。努力呼吸をしているような患者はほとんど休止期がありません。そのうえで、吸気・呼気どちらの時間が長いのかを見きわめることで、"吸いづらい原因があるのか""吐きづらい原因があるのか"がわかります。

（露木菜緒）

"気づかないうち"に生じる上気道狭窄症状に注意する

　抜管後に最も注意しなければならない症状の1つに上気道狭窄症状があります。挿管チューブの影響などによる気道浮腫が原因で起こるのですが、上気道が狭窄しているときは吸いづらいため、吸気の延長が起こります。

　また、吸気に時間を要するため頻呼吸にもなりません。頻呼吸もない、SpO_2の低下もないから大丈夫だと思っていると気道狭窄に至ることもあり、気づいたときには挿管もできないほど狭窄していることがあるため、注意しましょう。

　上気道狭窄時には、ストライダー（stridor）と言われる高音で連続性の副雑音が聴取できます。聴診器を使わないと聞き取れないこともあるため、抜管後は頸部を必ず聴診しましょう。上気道狭窄を見抜くコツは、吸気と呼気の比率、ストライダー、そして努力呼吸の徴候が重要と考えます。なお、上気道狭窄は長期人工呼吸器装着患者に起こりやすいといわれていますが、装着時間が36〜48時間を超えた時点でリスクがあるともいわれています。

（露木菜緒）

● 人工呼吸ケア② ●

廃用性萎縮を防ぐため、ケアの合間にROM運動を行う

| 藤田昌子 |

四肢の廃用性変化を意識する

　人工呼吸管理中は、安静保持による四肢の筋力の低下や拘縮などの廃用性変化が起きやすくなります。人工呼吸器側の肩関節は呼吸器回路によって動きが制限され、呼吸不全の患者は頸部の筋肉が緊張しやすく、嚥下運動も障害されます。

　弛緩性麻痺のときには拘縮は起こりませんが、痙性麻痺の患者は麻痺側の関節が拘縮しやすくなります。通常でも骨格筋は1～2週間の不動状態で筋周囲や筋内膜に肥厚が認められ、組織の伸展性が低下するといわれています。

日々のケアのすきまにできるリハビリテーションのアイデアがある

　リハビリテーションの時間を設ける余裕がないときでも、体位変換や清拭時に四肢のROM（range of motion：関節可動域）の運動をあわせて行います（表1）。

　見落とされがちなのは、末梢ラインのシーネ固定や抑制帯・ミトンによる手指の可動域制限です。シーネ固定の際は、各勤務でせめて最低1回は取り外して皮膚の観察とともに手と指の関節を屈曲・伸展させます。コツは細かく動かすのではなく、5本の指のIP・MP関節*をゆっくり可動域まで動かすことです。もし拘縮してしまうと、リハビリテーションの際に大変な苦痛を伴うだけでなく、あらゆる日常生活に支障をきたしてしまいます。

ここが
コツ

手指の関節は、ゆっくり可動域まで動かすことで拘縮を予防できる

＊IP関節は、いわゆる指の〝第1・第2関節〟のことで、手では親指は1つ、それ以外は2つ有している。MP関節は、いわゆる〝指のつけ根の関節〟のこと。

表1 重症集中管理時のROM（関節可動域）運動

1. ベッド柵はできれば取り外し、運動させる関節の横に立つ
2. ベッドにもたれるようにすると施行者の腰の負担が軽減する
3. 関節が硬い場合は、いきなり動かさず筋肉をやさしくほぐす
4. 動かそうとする関節の前後を保持する
5. ゆっくり可動域いっぱいまで屈曲・伸展させる
   - しっかり行えば回数は1回でもよい
6. 痛いときや抵抗があるときは無理に動かさない
   - 特に肩関節は、ずれやすく不用意に動かすと痛みが出やすいので注意する
7. 手指の屈曲時は、MP関節を1本ずつ曲げる
8. 伸展させるときは、4本を一度に伸ばしてもよい
9. 足関節は、踵骨を包むように把持し、斜め下へ押すように背屈させる
   - 表情を見ながら痛みの有無を確認し、10〜15秒×3回ほど行う
   - 膝下に枕を入れて背屈させると、足関節周囲の組織を伸ばすことができる
   - 膝を伸ばしたままで背屈させると、ハムストリングスのストレッチとなる
10. 時間がないときは手指と足関節だけでも行う

参考文献
1. 沖田実, 坂本淳哉, 本田祐一郎, 他：関節可動域制限の発生メカニズム. 理学療法 2012；29（1）：9-16.

私はこう考える
早期回復には、適切な鎮静と早期離床が重要

　近年、ABCDEバンドル（患者機能やQOLの維持をめざす集中治療患者管理の包括的方針）の発表で早期離床を含めたリハビリテーションの重要性が高まっています。鎮静も深くではなく、必要に応じた軽めの鎮静と鎮静レベルの評価を行うことが推奨され、深度に応じたリハビリテーションを行う必要があります。

　超急性期では他動ROM運動しかできませんが、下肢筋肉への電気刺激の有効性も報告されてきています。また、循環動態が安定していればヘッドアップ座位により重力負荷をかけます。

　回復期に入ってくれば、自動運動が最も効果的です。端座位、椅子への移動など、人工呼吸器装着中から離床を積極的に行うことが早期回復への近道です。

（露木菜緒）

呼吸状態改善の効果判断は「呼吸数」「血圧」で行う

| 藤田昌子 |

呼吸の安定は血圧の安定と関係している

　NPPVを開始して効果があるかどうかは、呼吸数や血圧から判断します。呼吸数や血圧は、一番はじめに変化しやすいからです。呼吸数が減少するということは呼吸が安定してきたことを意味し、呼吸が安定すれば自然に血圧も安定します。ただし、意識レベルが低下して呼吸と血圧が低下していないかの判別は必要です。

参考文献
1. 小原史子：NPPV実習・ケアに必要なアセスメント．日本赤十字看護大学看護実践・教育・研究フロンティアセンター認定看護師教育課程慢性呼吸器疾患看護コース講義資料，2011.
2. 遠藤祐子：トピック最新のNPPV講座：重症患者の呼吸ケアエキスパートの目線と経験値．重症集中ケアシリーズ2；2011：71-78.

私はこう考える
バイタルサインだけでなく自覚症状の緩和もNPPVの効果を評価する重要なポイント

　NPPV効果を評価する際に、呼吸数、心拍数、血圧などバイタルサインの安定化は重要です。しかし、バイタルサイン以外にも、「鎖骨上窩の陥没の減少」や「胸鎖乳突筋など呼吸補助筋の緊張緩和」「胸腹部の非同調の減少」といった努力呼吸徴候の改善や呼吸困難感の軽減など、自覚症状の緩和も大事な評価ポイントです。つまり、自然呼吸のパターンを十分に理解し、それを照合したフィジカルアセスメントを行うことが大切です。

　NPPVは努力呼吸によって増加した呼吸仕事量を軽減することが目的であり、呼吸が楽になったと自覚できたときこそ、最もNPPVが効果を発揮した瞬間であり、成功といえます。

　一方、腹部膨満の有無も見逃してはいけません。空気を飲み込み胃が緊満すると、嘔吐のリスクだけでなく横隔膜を押し上げ肺容量が低下します。呑気による胃の緊満が疑われるときはすみやかに胃管を挿入し、脱気することが必要です。

（露木菜緒）

酸素の功罪

　脳への酸素供給が10〜20秒程度途絶えれば意識不明になり、3〜5分間途絶えると脳細胞は不可逆的なダメージを受けます。しかし、酸素は不可欠な物質と同時に過剰な供給をすると有害な物質にもなります。

1．酸素中毒

　酸素中毒は、活性酸素（フリーラジカル）による細胞・組織の傷害が主要因で起こります。

　活性酸素は正常細胞の酸化還元反応によって産生されるため、生体には活性酸素を排除する抗酸化防御機構（アンチオキシダント）が備わっており、細胞・組織の傷害が起こらないようになっています。しかし、何らかの理由で活性酸素が過剰に形成され、抗酸化防御能を超えた場合には、タンパク質・脂質・DNAが変性して細胞傷害や細胞死をきたすことがあります。酸素中毒は吸入気の酸素分圧（PO_2）と吸入時間に影響され、酸素濃度は関与しません。

2．気道浄化の障害

　高濃度の酸素投与により、気道の線毛の基底細胞が障害され、線毛運動が低下し気道浄化が障害されることがあります。

3．吸収性無気肺

　大気を吸入した場合、肺胞に酸素が入り、毛細血管との間で拡散が行われても、肺胞内には窒素が残っており、窒素によって肺胞は拡張性を保っているため肺胞は虚脱しません。しかし、高濃度の酸素を吸入すると、窒素が酸素に入れ替わってしまいます。つまり、肺胞内の酸素は急速な拡散によって血管内に吸収されます。その結果、肺胞内酸素ガスがなくなり、肺胞が虚脱して無気肺が発生します。

4．CO_2ナルコーシス

　CO_2ナルコーシスは、体内へのCO_2蓄積によって生じるCO_2中毒で、COPD（慢性閉塞性肺疾患）などⅡ型呼吸不全の患者で起こります。Ⅱ型呼吸不全の患者は、常に高二酸化炭素血症の状態にあります。つまり、CO_2高値による呼吸中枢刺激が抑制されており、低酸素刺激によってのみ呼吸調節が行われているのです。

　この状態で高濃度酸素を投与すると、低酸素刺激が改善されて呼吸調節が行われなくなってしまうため、呼吸停止、意識障害、呼吸性アシドーシスを生じる場合があります。

（道又元裕）

マスクのフィッティングのために、ベルトを「締めて」から「ゆるめる」

| 藤田昌子 |

マスクフィッティングは「締める」→「ゆるめる」の順番で

NPPVマスクのベルトは、締めた後に少しずつゆるめていき、リークが最小限になる位置を探します。リークを減らすためには、ベルトを締めて調節していくのではなく、まずはゆるめてエアクッションをつくるのがコツです。そうすることで、マスクが顔にフィットして安定しているのでリークを調整しやすくなります。また、エアクッションが膨らんだ状態でリークしないという限界のところを見きわめやすくなります。

反対に、しだいに締めていくやり方では初めはマスクが安定しないため「リークの風が目を刺激して苦痛を与える」「エアクッションを膨らませる際に調整のためマスクが顔から外れる」「マスクフィッティングの際に圧迫が強くなりがちになる」という問題があります。

人工呼吸器のアームの位置も工夫してマスクが顔を圧迫しないように調整します。局所的に強く圧迫されている部位があれば、減圧を工夫します。もし余裕があれば本人に調節してもらうのもいいと思います。

リーク調整時のチェックポイントを表1に示します。NPPVマスクは、縦は鼻根部〜下唇のへこんだ部分、横は口角をニーッと横に広げてもらってはみ出ないサイズを選びます（図1）。

ここが
コツ

NPPVマスクのベルトは締めてからゆるめることでリークしにくくなる

表1 リーク調整時のチェックポイント

- ☐ リークによって自発呼吸と呼吸器の同調性が妨げられていないか
  - 呼気時にリークが多すぎると勝手に吸気が始まり、呼気の邪魔になる（オートトリガー）
  - 反対に、吸気時にリークが多すぎると吸気が延長し、吐きたいときに呼気に移れない

- ☐ リークを補正するために増えるフローが、不快となっていないか
  - BiPAP Visionは、リーク時に最大60L/分まで、リークを補正する機能がある
  - 補正量が多すぎると、風で目が開けていられなかったり、眼球結膜の乾燥を招いたりする
  - 必ず目元に手を当てて風が漏れていないか確認する
  - 口渇やしゃべりにくいなどの症状は、不快感だけでなく口腔環境を悪化させる

- ☐ リークを避けるために、きつく締めすぎることで不快や痛みを感じていないか
  - マスクによる皮膚トラブルの好発部位は、鼻周囲、鼻梁である
  - 皮膚の発赤、鼻閉、耳の痛みなどの症状の有無を観察する

図1 NPPVマスクのサイズ選択のポイント

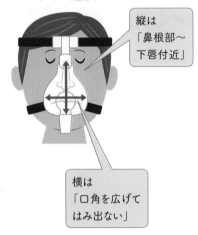

縦は「鼻根部〜下唇付近」

横は「口角を広げてはみ出ない」

マスクの装着は、患者の同調のペースに合わせて行う

マスクを最初に顔に近づけるときは、マスクの下のほうを持ち、顔にそっと当てます。呼吸が苦しいときに医療者の手が視野を妨げたり、顔の前でマスクが移動したりするのは不快感を与えます。いきなりベルトで固定せずに、マスク換気で楽になることを実感できるまで手で保持します。無理して深呼吸を促すのではなく、吸気時・呼気時の胸郭の動きを観察し、自発呼吸と呼吸器の同調性を観察します。

呼吸回数が多いときにはRise Time（ライズタイム：吸気開始から設定IPAP圧までに達する時間）を調整します（S/Tモードのとき）。ナースはマスク換気を受け入れられるようになるまでつき添って、患者の訴えに対応します。呼吸器との同調性が得られるようになったら、マスクを固定しリーク量を評価します。

マスクは「鼻根部から」ではなく、「下顎から上部へ当て」フィッティングさせる

　マスクのベルトの締め方は、口と鼻を覆うフルフェイスマスクであれば、マスクにあるエアクッションが機械からの送気によって十分膨らむぐらいをめやすにすべきです。

　その他、フィッティング時のポイントとしては、マスクを鼻根部からではなく、下顎から当て上部へ滑らせるように、また横から見て顔に対し水平になるように装着するのがコツです。

　フルフェイスマスクは口と鼻の両方を覆わなくてはなりません。そのため、鼻翼部のつぶれは非効果的であり、口角の露出はリークの原因になります。その際は、トータルフェイスマスクにするなどマスクタイプの変更も検討します。

（露木菜緒）

COLUMN

NPPV 装着時の口腔ケア

　急性呼吸不全でNPPVを装着している患者は、口鼻を覆うマスクを使用するため、口腔の乾燥または分泌物の貯留など、口腔環境が悪化しやすい状態にあります。さらに、気管挿管することなく陽圧換気を行うため誤嚥しやすく、誤嚥性肺炎予防のためにも口腔ケアは重要です。

　ところが、口腔ケアを行う際にはNPPVマスクを外す必要があり、一時的に人工呼吸管理が中断されることになります。一時的な中断が可能な患者では、低流量酸素システムの鼻カニューレ等を装着して口腔ケアを行います。口腔ケアが困難なのは、高圧PEEP管理や換気補助が必要な患者であり、一時的な中断により呼吸状態が悪化する可能性があります。その場合は、NPPVマスクを外す前に高濃度酸素で換気し、SpO_2の上昇を確認

してから外します。口腔ケア時は、可能なら一時的にNPPVを鼻マスクに変更する、またはHFNCを装着する方法があります。一般的には高流量酸素シムテム等で口鼻の近くに酸素を流しながら行います。さらに、口腔ケアは分割して実施し、SpO_2が低下する前にマスクを再装着し、呼吸を整えてから続きを行います。SpO_2はタイムラグがあるため、低下してから再装着すると危険です。それも困難な場合は、人工唾液や保湿剤で口腔を拭う、またはスプレータイプのもので定期的にスプレーすることも有効です。また、NPPVマスクが汚染されたままのことがあるため、適宜清拭または交換します。

　NPPV装着患者の口腔ケアは侵襲度が高いため、呼吸状態を十分に観察しながら実施しましょう。

（露木菜緒）

気管吸引が「いま、本当に必要かどうか」きちんと判断してから行う

| 藤田昌子 |

漫然としたケアの実施で、患者の回復を妨げない

　人工呼吸管理が必要な患者は、体力の余力がなく合併症のリスクも多く抱えています。よかれと思って提供したケアがきっかけで、状態が悪化することもあります。そうならないためには「これから提供しようとしているケアは、この患者に本当に必要か」という視点でアセスメントすることが大切です。特に、2時間ごとの気管吸引や体位変換などのルーチンケアで患者の回復を阻害してしまうことは避けなければなりません。

吸引実施は、個別に必要性を判断する

　気管吸引は、ケアのなかでも侵襲的なケアの代表格であり、実施前にその必要性をよくアセスメントしておくことが大切です（図1）。バッキングがあるからといってすぐに吸引を行うのではなく、「今回の咳嗽やSpO₂低下、苦悶表情の原因は本当に痰なのか」という視点で観察します。苦痛や不快感、発熱や清拭等による酸素消費量の増加、直前に実施したケアの影響、心理的要因などさまざまな原因を考え、"本当に"痰貯留が原因ならば吸引します。

ここが
コツ

バッキング時もすぐに吸引を行うのではなく、まずその必要性をアセスメントする。吸引が侵襲的ケアであることを認識する

図1 吸引実施の必要性の検討

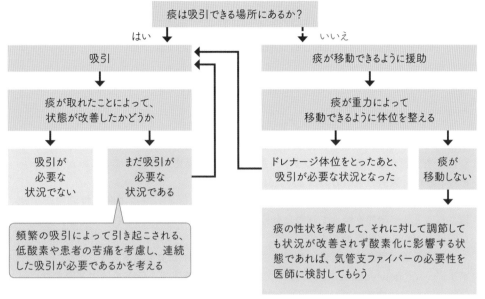

戎初代：慢性呼吸器疾患患者の酸素療法と人工呼吸療法におけるケア. 日本赤十字看護大学看護実践・教育・研究フロンティアセンター認定看護師教育課程慢性呼吸器疾患看護コース「人工呼吸管理中の患者アセスメント」講義資料, 2011. より一部改変

　また、痰は中枢気道まで移動していなければ気管吸引では取れないため、痰が溜まっている部分を上にする体位をとって排痰ドレナージを行います。

　具体的には、「上葉に痰があれば座位にする」「下葉に痰があればシムス位（前傾側臥位）や状況が許せば腹臥位にする」などです。

　酸素化に問題がなく安楽に眠っているのであれば少し時間をずらすなど、個別に必要性をアセスメントして実施することが重要と考えます。

気管吸引実施の判断は、
主気管支部の副雑音やフローボリュームパターンの変化もみる

　気管吸引は侵襲的手技であり、その行為は盲目的方法であるため、必要最低限に行うべきです。分泌物の有無を確認するためだけに行ったり、"とりあえず"で2時間ごとに吸引を行ったりするのはもってのほかです。

　気管吸引の目的は気道の開存であり、気道が閉塞している所見がなければ2時間以上経過していても気管吸引は必要ありません。気管吸引によって分泌物が除去できる部位は主気管支レベルです。つまり、主気管支に分泌物が貯留しているのかを見きわめることが、吸引の判断のコツといえます。

　主気管支部は体表面からみると第2肋骨付近です（図2）。ここで断続性副雑音が聴取されるとき、胸部を触って呼吸に伴う振動が確認されるときは主気管支部に分泌物が貯留していると判断できます。

　また、最近は標準的に装備されているグラフィックモニタも活用しましょう。フローボリューム（flow volume：FV）カーブパターンで呼気流量の低下を示す波形やフロー曲線で呼気時に曲線のブレ（図3）を認めた場合は吸引のタイミングです。

（露木菜緒）

図2 主気管支部の位置

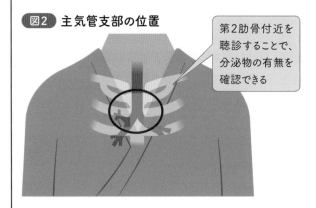

> 第2肋骨付近を聴診することで、分泌物の有無を確認できる

図3 フロー曲線

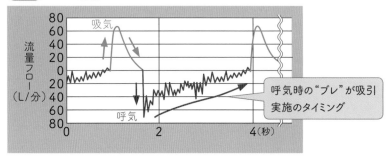

> 呼気時の"ブレ"が吸引実施のタイミング

吸引は、「挿入開始から15秒以内」、吸引圧「20kPa」を超えないように行う

| 原田愛子 |

　気管吸引を行う際に気をつけなければならないことの1つに低酸素血症があります。これは長すぎる吸引時間や高すぎる吸引圧によって引き起こされます。

吸引は「15秒以内」で、短時間に行う

　『気管吸引ガイドライン2013』では、吸引時間は「挿入開始から終了までを15秒以内にすることを推奨」しています[1]。しかし、ズルズルと痰が取れはじめると最後まで吸引してしまおうと必死になり、15秒をゆうに超えている場合も少なくありません。吸引中に患者は呼吸をすることができないため、できる限り短時間で行う必要があります。

吸引圧は「20kPa」を超えないように、吸引器にマーク

　吸引時間を短くしても、吸引圧が高すぎると、必要以上に気道内のガスを吸ってしまいます。吸引圧は感覚的に上げるのではなく、20kPa（約150mmHg）を超えないように設定します。このときの吸引圧は、吸引カテーテルを閉塞させた状態で設定する必要があるため、吸引圧の表示部位にマークを付けて必要以上に圧が高くならないようにすることで過剰な圧がかかりすぎるのを回避できます（図1）。

　なお、低酸素血症を予防するために吸引前に手動加圧することで十分に酸素濃度を上げてから行う方法もありますが、手動加圧はその手技自体が複雑であり、手技が未熟な場合は行わないほうが安全です。また、実施する場合も肺の過膨張により胸腔内圧が上昇することで血圧が低下したり、気道内圧の上昇により肺障害が生じる可能性もあるため注意が必要です。

　基本的なことですが、吸引を行うための物品は常に整理し不足がないようにすることによって、スムーズで安全に実施することができます（図2）。

過剰な圧がかかると低酸素血症になってしまうため、
吸引圧を上げすぎないようにマークをつける

図1 低酸素血症のリスクを勘案した 気管吸引のテクニック

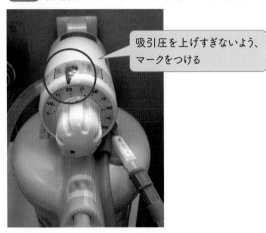

吸引圧を上げすぎないよう、マークをつける

図2 スムーズな吸引実施のための物品整理の例

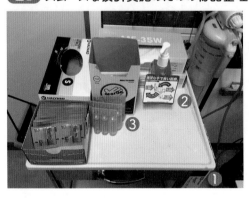

必要物品だけを置き、常に整理することで急に吸引が必要となった際にもすぐに対応できる

❶ 吸引カテーテル：患者に適したサイズと、もう1つ下のサイズを用意する

❷ 手指消毒剤：吸引前に確実に行えるように置いておく

❸ 吸引用水：閉鎖式吸引の際に必要であり、手前に置いておく

引用文献
1. 日本呼吸療法医学会気管吸引ガイドライン改訂ワーキンググループ：気管吸引ガイドライン2013（成人で人工気道を有する患者のための）. 人工呼吸；30（1）：75-91.

参考文献
1. 片貝智恵：人工呼吸器装着患者における気管吸引方法の違いによる換気への影響. 第42回日本看護学会論文集　成人看護Ⅰ, 2012：70-73.
2. 平野昭彦, 武田利明, 小山奈都子, 他：吸引圧の安全性に関する基礎的研究—ラット気管を用いた粘膜損傷の検討—. 岩手県立大学看護学部紀要 2005；7：67-72.

私はこう考える
「吸引圧」「吸引時間」に加え、カテーテルの挿入位置にも注意する

気管吸引による呼吸器合併症には、「気管支粘膜の損傷」や「低酸素血症」「無気肺」などがありますが、近年、吸引により急性肺障害（acute lung injury：ALI）が惹起されることも明らかになってきました。

過度の吸引圧による頻繁な吸引でマクロファージによる炎症性サイトカインが放出され、炎症性細胞の集積、酸化ストレスの増加などが細胞障害を引き起こします。気管吸引はできるだけ短時間で、適正な吸引圧で実施することが大切です。

また、吸引カテーテルを深く挿入しすぎている場面をしばしば見かけます。『気管吸引ガイドライン2013』では、カテーテル挿入の長さについて、「カテーテル先端が気管分岐部に当たらない位置まで挿入する」と書かれています[1]。例えば、閉鎖式吸引の場合、吸引カテーテルの根元まで挿入すると深すぎて、気管分岐部に内出血を起こす恐れがあります（図3）。胸部X線写真で気管チューブの先端位置を確認し、閉鎖式吸引にある目盛りをみながら、吸引カテーテルの挿入の長さを決定することが必要です。

（立野淳子）

図3 深すぎる吸引カテーテルの挿入による粘膜損傷

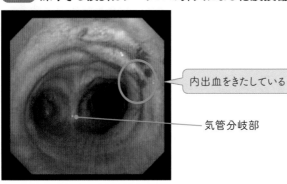

内出血をきたしている

気管分岐部

引用文献
1. 日本呼吸療法医学会気管吸引ガイドライン改訂ワーキンググループ：気管吸引のガイドライン2013（成人で人工気道を有する患者のための）. 人工呼吸；30（1）：75-91.

カフ上部吸引は、シリンジを使用して吸引孔の閉塞を解除して行う

| 原田愛子 |

「気管壁に接触している」「孔が閉塞している」場合にシリンジは有効

気管吸引を行う際、気管への垂れ込みを防ぐ方法として、カフ上部吸引を一緒に行うことがあります。カフ上部吸引機能つきの気管挿管チューブや気管切開チューブであれば、カフ上部吸引は人工呼吸器関連肺炎（ventilator-associated pneumonia：VAP）の発生率を減少させるといわれています。

カフ上部吸引孔はその構造上孔径5〜6mmと小さくチューブの後方（気管壁の後面）に穴が開いているため、しばしば気管壁に接触していることがあります。その状態で必要以上に吸引圧をかけることで、気管粘膜の損傷を引き起こす恐れがあります。また、すでに分泌物で孔が閉塞している恐れもあり、その際は一度閉塞を解除する必要があります。

そこで、うまく吸引できないと感じた際は5〜10mLのシリンジを使用して、エアを送り込みます（図1）。分泌物で閉塞して吸引できないときにも、シリンジを通じてエアを送り込むことでカフ上部吸引孔の閉塞を解除することができます。

図1 カフ上部吸引時の"過剰な圧"を予防するテクニック

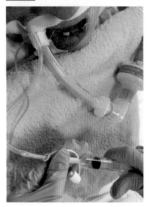

コツ

カフ上部吸引がうまくいかないときシリンジでエアをカフ上に送り込むと、カフ上部吸引孔の閉塞を解除し、過剰な吸引圧による気管粘膜の損傷を防ぐことができる

シリンジを使用する際も、気管吸引の基本を忘れずに

　カフ上部吸引を行う際に過剰な吸引圧がかかりすぎるのを防ぐために、5～10mLのシリンジで吸引することも可能です。

　ただし、シリンジで行うからといってやみくもに吸引を行うと、容易に過剰な圧をかけてしまうことになるため、カフ上部吸引を行う際は構造を十分理解したうえで気管吸引と同様にていねいな手技で行うことが重要であると言えます。

私はこう考える
"気管チューブ挿入中＝分泌物の垂れ込みあり"として管理する

　小倉記念病院において、人工呼吸管理をしている患者の気管チューブに自動カフ圧計（設定20～25cmH$_2$O）を接続して、24時間カフ圧の測定を行いました。看護師にケアをした時間を記録してもらったところ、体位変換や気管吸引時にカフ圧の急激な変動が起こっていることがわかりました（図2）。

　気管チューブを挿入している場合、カフを介した垂れ込みは"あるもの"として管理することが重要です。特に体位変換や気管吸引を行う際には、実施前にカフ上部に溜まった分泌物を吸引してから行うことが、垂れ込みを最小限にするうえで大切だと考えます。

（立野淳子）

図2 体位変換や気管吸引時のカフ圧変化

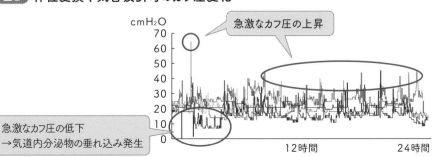

体位ドレナージは 10分間保持できる体位 を工夫する

| 亀井有子 |

"患者のため"と思っている体位が、実は安楽でない場合がある

　ある閉じられた腔に貯留した滲出液・漏出液・膿・血液・痰などを排出することをドレナージ（drainage）といいます。体位ドレナージは、重力を利用して貯留したものを誘導・排出するために、貯留した部分を高くする体位のことをいいます。

　臨床現場では、無気肺がある患者や気道分泌物が貯留する患者に意図的に一定の体位をとってもらい、重力を利用して分泌物の貯留した中枢気道へ分泌物を誘導・排出させたいときに行われます。しかし、自分たち（医療者）がよかれと思っている体位が、安楽を得られない無理な体位であるために、患者が体位を修正してしまう場合があります。

"10分間保持できる体位"を研究しよう

　一般的に、体位ドレナージは最大で10分以上その体位を保持する必要があるといわれています。よって、目的を達成するまでに体位を保持できるような、安楽で効果的な体位ドレナージを行う必要があります。

　臨床現場で「すぐに、患者が動いてしまってうまく体位がとれない」「すぐにポジショニング枕を引き抜いてしまう」といった看護師の悩みの言葉を聞きますが、本当に患者の理解や協力が悪いだけでしょうか。比較的、臨床現場で行われがちな"無理な体位ドレナージ"について、図1を見て"安楽で効果的な体位ドレナージのコツ"を理解しましょう。

ここが
コツ

安楽な体位がとれれば、無理なく体位ドレナージが継続できる

図1 "安楽な体位"と"苦痛な体位"（患者役はスタッフによる。いずれも実際はベッド柵あり）
①仰臥位（頭部挙上30度）

よくない姿勢

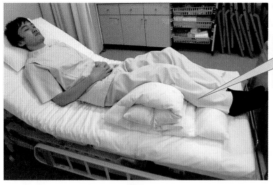

ここが苦痛のもと
● 褥瘡予防のために踵部を浮かそうと、膝下にクッションを入れすぎている

よい姿勢

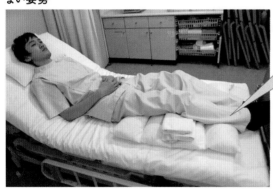

安楽につなげるコツ
● 膝下のクッションはわずかでよい
● 微妙な角度調整は、バスタオルなど薄いものを利用する

（次頁につづく）

②側臥位

（図1つづき）

ココが苦痛のもと
- 側臥位にしようと、背中にクッションを入れている

よくない姿勢

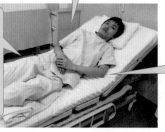

ココが苦痛のもと
- 側臥位と仰臥位が中途半端になっている（股関節が不自然な角度になり、腰部がねじれている）

ココが苦痛のもと
- 誤嚥や肺炎、褥瘡を予防しようと頭部を30度挙上しているが、側臥位で行うと腰痛をきたす

ココが苦痛のもと
- 拘縮予防や上になった下肢の重さを軽減する目的で股関節にクッションを入れている

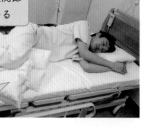

よい姿勢

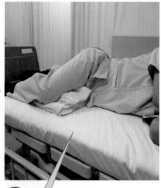

ココが苦痛のもと
- クッションの量が多すぎて違和感があるほど股関節が開いている
- 違和感がある体位は長時間保持できない

安楽につなげるコツ
- すき間にあわせて、クッションやバスタオルを選択する

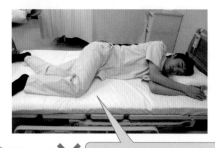

ココが苦痛のもと
- クッションがないと、ベッドに接した膝から股間の部分にすき間があるため、患者は安心感に欠ける

③前傾〜腹臥位時の下肢の位置　　　　　　　　　　　　　　（図1つづき）

よくない姿勢

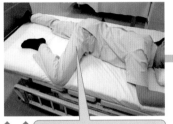

✗　ココが苦痛のもと
● 仰臥位のときと同様の
　下肢位置では、不自然
　な姿勢になってしまう

よい姿勢

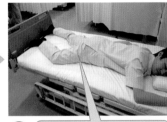

○　安楽につなげるコツ
● 伸展位にすると、自然
　な姿勢となる

ベッド挙上角度のめやすの工夫

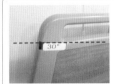

頭側板につけた印の高さま
でベッドの頭側先端が挙上
したとき30度となる

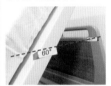

ベッド台につけた「60度」の
印と頭側板につけた「30
度」の印が水平になったとき
60度となる

私はこう考える

「重力・気流・加湿」に配慮したケアを行うことで、気道分泌物は除去しやすくなる

　臨床で体位ドレナージを行う際、主にターゲットとするのは気道分泌物です。気管支と呼ばれる部位より末梢の気道に向かっていくと、肺胞が360度にわたって広がっており、分泌物が移動する距離は解剖学的距離よりも長くなります。それに加え、気道分泌物は、気管の中枢に向かって線毛が1秒間に10〜20回の速度で、連続的に振動します。しかし、これによって移動するのが約1cm/分（図2）ということから考えても、ある程度の時間、同一体位をとれるようにする工夫が必要です。

　気道分泌物を誘導・排出・除去しやすくするための3要素は「重力・気流・加湿」です。「重力」へのケアである体位ドレナージに加えて「気流」へのケア（咳嗽や深呼吸の促し）、「加湿」へのケア（in-outバランスに注目した脱水回避、乾燥に注意した環境整備）などを行うことにより、さらなるドレナージ効果が期待できます。

（吹田奈津子）

図2　線毛運動（イメージ）

線毛のはたらきによって、気道分泌
物は喉頭側に約1cm/分移動する
→一定時間同じ体位を続けること
ができれば、吸引可能な部位に分
泌物を移動させることができる

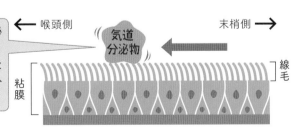

参考文献
1. Arthur CG, John EH, 早川弘一 監訳：ガイトン臨床生理学. 医学書院, 東京, 1999.

吸引前の体位ドレナージは「ポジショニング」の要素も意識して行う

| 原田愛子 |

吸引実施の前の「フィジカルアセスメント」「体位ドレナージ」が有効

吸引前にしっかりとしたフィジカルアセスメントを行い、分泌物の位置を確認したうえで体位ドレナージを行うと、重力を利用して効果的に分泌物が気管の中枢側へ移動し、吸引しやすくなります。

しかし、体位ドレナージを行う際は分泌物の位置から考えた体位にするとともに、安楽であるか、つまり体位ドレナージに加え、ポジショニングの要素も意識することが重要であると考えられます。安楽な体位であれば崩れにくく、結果として効果的な体位ドレナージとなります（図1）。

本来、褥瘡予防のためのポジショニングとドレナージは目的が違いますが、安楽あってこそのドレナージであるといえます。そのため、褥瘡予防などで使用される体位変換用枕を使用し、安定してドレナージが行える体位を調整していきます。

図1 安楽かつ効果的な体位ドレナージのための ポジショニング

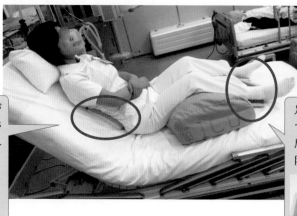

腰周囲に空洞ができる場合は、小さなクッションを入れることで安定する

足首を固定することで踵の除圧ができ、局所的な圧迫を予防できる

コツ

安楽で崩れにくい体位をとることで安定した体位ドレナージができる

　例えば、上葉をターゲットとしたファーラー位やセミファーラー位の場合、ベッドのヘッドアップを行えばファーラー位はある程度可能です。しかし、徐々に体位が崩れることでドレナージの効果も減少します。そのため、小さなクッションなどを使用して安定した体位にします。

　何分行えば効果的なドレナージになるかというはっきりとしたエビデンスは存在しませんが、より安楽に安定した体位ドレナージを行うためにも、こうした小さな工夫が大きな効果を得るための1つの要素であると考えます。

参考文献
1.　高木康臣：気道クリアランスに主眼を置いた体位管理と理学療法. 呼吸器ケア2007；5（7）：643-649.
2.　高橋仁美, 山下康次, 神津玲 編：急性期呼吸理学療法. メジカルビュー社, 東京, 2010：129-137.

私はこう考える

ずり下がりを防止するために座る位置を調整する

　人工呼吸器関連肺炎（VAP）予防の観点においても、頭高位（30度以上）を保持することは重要であり、各種ガイドラインにおいて推奨されています。

　しかし、実際には推奨角度よりも低い角度で管理されていることが多くの観察研究において報告されています。また、"ベッドの背は上げているけれど、患者の体はずり落ちている"という場面を見かけたことも多いのではないでしょうか。

　患者の体がずり落ちないように、ベッドの折れ曲がりポイントに大転子部がくると広い面で支えることができ、ずり下がりを防止することができます（図2）。

（立野淳子）

図2　体のずり下がりの防止になる座り方

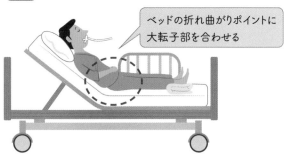

ベッドの折れ曲がりポイントに大転子部を合わせる

酸素濃度・流量が
一目でわかるカードを
常に持ち歩く

| 露木菜緒 |

「高流量酸素システム」の"濃度"の上限は50％

　高流量酸素システムは、患者の1回換気量以上の流量が流れており、設定濃度の酸素を患者の呼吸パターンに左右されずに安定した供給が可能です。しかし、最低30L/分以上の高流量になるように設定しなければなりません。

　一般的に健常成人は安静時下で1回約500mLの空気を約1秒で吸入するため、平均吸入流量は30L/分となり（500mL×60秒）、それ以下にすると室内気を吸い込んでしまい、安定した酸素濃度が得られなくなるからです。1回換気量・分時換気量が、例えば発熱や代謝亢進などによって増加する場合、30L/分の流量ではどうしても不足することとなります。

　カームピュアは、35〜98％まで7段階の酸素濃度ダイヤルがあります。酸素濃度60％設定では酸素15L/分であれば総流量30L/分となります。しかし、高濃度酸素が必要な場合は、発熱や代謝亢進など1回換気量・分時換気量が増加しており、30L/分では不足することとなります。したがって、高流量システム使用時（HFNCを除く）の最大酸素濃度は50％になります。

図1 カームピュア（泉工医科工業株式会社）

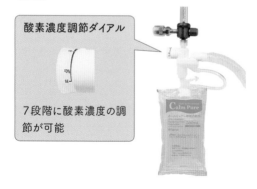

酸素濃度調節ダイアル

7段階に酸素濃度の調節が可能

"濃度"と"流量"の関係を一覧にして持ち歩く

通常、表1の総流量早見表を参考に、総流量が30L/分以上（表1内の▊▊の範囲内）になるように酸素濃度に対応させ酸素流量を決定しますが、酸素濃度に対し酸素流量を「50％は11L/分以上、40％は8L/分以上、35％は6L/分以上」にします。暗記も大変ですから、これだけをカード（図2）に書いてポケットに入れておくと必要なときにすぐに確認できます。そうした工夫が、正しい設定をするコツです。

間違えやすい設定として、「カームピュア15L/分、50％設定であったが、十分酸素化が維持できているため、酸素流量を12L/分へ下げる指示が出たとき」を考えてみましょう。12L/分でも総流量が約30L/分程度あるため、1回換気量が500mL程度の患者であれば、酸素濃度はほとんど変わりません。酸素濃度を下げたければ、酸素流量だけでなく酸素濃度設定も同時に下げなくてはなりません。

大切なことは、設定酸素濃度に対して、適切な酸素流量を流しているかどうかを常に確認することです。

表1 カームピュアの総流量早見表

ダイヤル目盛（％） ＼ 酸素流量（L/分）	6	7	8	9	10	11	12	13	14	15
35	34	40	45	51	56	62	68	73	79	85
40	25	29	33	37	42	46	50	54	58	62
45	20	23	26	30	33	36	40	43	46	49
50	16	19	22	25	27	30	33	35	38	41
60	12	14	16	18	20	22	24	26	28	30
80	8	9	11	12	13	15	16	17	19	20
98	6	7	8	9	10	11	12	13	14	15

図2 酸素カード

ここが

酸素カードを持ち歩けば、設定酸素濃度に対する酸素流量をいつでも確認できる

※本カード上では、余裕をもって50％の酸素濃度では12L/分を酸素流量としている

参考文献
1. 篠崎真紀, 篠崎正博：高流量酸素療法. 呼吸器ケア 2005；3（7）：741-745.

SpO₂は
「100%」で管理しない

| 露木菜緒 |

「SpO₂100%」は、PaO₂の悪化を見抜けない

　SpO₂が100%だと、とても酸素化がいいように思いませんか？　しかし、じつは100%のままにしておくと、酸素化の悪化を迅速に察知できない場合があります。SpO₂はPaO₂が98mmHg以上のときには100%を示します。つまり、PaO₂が100mmHgのときも200mmHgのときも、SpO₂は100%です（図1）。

　例えば、痰づまりなど、PaO₂が200mmHgあったものが100mmHgになるようなエピソードがあったとき、SpO₂が変わらないことから変化に気づくことができません。そのため、SpO₂を100%のまま維持するのではなく、SpO₂の上限は98%程度を目標にすることがコツです。

図1 "酸素化の悪化"を察知できない場合

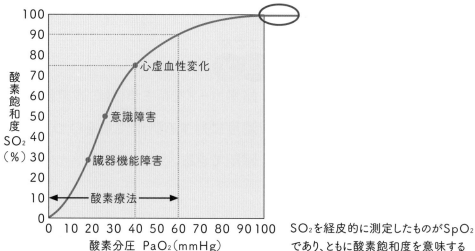

SO₂を経皮的に測定したものがSpO₂であり、ともに酸素飽和度を意味する

> 酸素分圧が低下しても察知できない恐れがあるため、
> 酸素飽和度の上限は98％程度を目標に管理する

酸素投与の"引き際"を見きわめることも重要

　また、余剰な酸素は害になることも知っておきましょう。例えば、酸素中毒です。高濃度酸素を投与し続けると余剰な酸素は活性酸素となり、細胞に障害を与え、頭痛、嘔気、胸痛、さらには咳嗽や呼吸困難感なども出現します。

　そのほかにも吸収性無気肺やCO_2ナルコーシスなど酸素の合併症は少なくありません。したがって、目標のSpO_2に達したときは「すみやかに酸素濃度を下げる」、酸素療法の適応がなくなった場合には「酸素療法自体を終了する」ことが大切です。酸素化の改善後も、2L/分鼻カニューレなどの指示を、漫然と引き継いでいないか考えてみましょう。

参考文献
1. 川部勤：肺酸素中毒症について．呼吸 2013：32（4）：366-371.

COLUMN

パルスオキシメータの開発は日本人

　今や家庭でも使用されているパルスオキシメータですが、その開発者が日本人であることをご存じでしょうか。その方は、日本光電の青柳卓雄氏です。

　青柳氏とパルスオキシメータの開発経緯が2021年8月28日の朝日新聞朝刊『天声人語』に掲載されました。麻酔医との話の中で、動脈血の酸素濃度を簡便に測定できたらいいね、という話が出て、それが開発のきっかけになったといいます。研究を重ねた青柳氏、この原理を1974年に学会発表しました。

「おもしろい研究だね」という意見もあったけれど否定的な意見もあり、この発表は注目されなかったとか（日本光電ホームページによる）。しかし、青柳氏の存在を知った呼吸生理学の世界的権威セベリングハウス博士（米国）が1987年に来日し青柳氏と面会、その後論文で紹介し、青柳氏はパルスオキシメータの発明者として世界的に知られるようになったそうです。まさに日本の偉業ですよね。

（道又元裕）

気管切開患者で痰詰まりしやすいときは、高流量酸素システムの蛇腹を冷やさない工夫をする

| 露木菜緒 |

痰詰まりする原因

　気管切開患者は上気道がバイパスされているため、必ず加温加湿が必要になります。その方法には2種類あり、上気道の役割を担う人工鼻の装着、または高流量酸素システムにヒーターを使用する方法です。

　人工鼻は、呼気に含まれる熱と水分をトラップして吸入気を加温加湿しますが、もともと人工鼻の加温加湿能力は高くありません。そこへ酸素投与が必要になり、酸素チューブを接続すると配管からの酸素は水分を含まないため乾燥が助長され、痰詰まりの原因になります。その際は、高流量酸素システムへ変更します。

　しかし、高流量酸素システムを使用していれば痰詰まりのリスクがないわけではありません。ヒーターを使用して温めても、気管切開チューブのコネクタ口に到達するまでに室温で冷やされてしまっては意味がありません。また、患者の体動やマスクを固定するストラップのゆるみ等により、気管切開用マスク（トラキマスク）がずれた場合も室内気を吸入することになり、酸素投与がされず、かつ乾燥も助長されます。

痰詰まりしない工夫

　高流量システムでは、ヒーターで温められた加湿水をいかに冷やさずにトラキマスクまで届けるかが重要です。そのためには蛇腹がポイントです。蛇腹を短くする、蛇腹を布団の中に入れる、蛇腹をタオルで覆うなど、室温で蛇腹が冷却されない工夫をします（図1）。もし、蛇腹の途中にウォータートラップがあり、そこに水がたまるようなら、せっかく温めた加湿水が冷やされた証拠です。また、トラキマスクから出てくる酸素に手をかざし、温まっているか実際に確認することも必要です。

　患者の体動などでトラキマスクがずれやすい場合は、T型コネクタ（Tピース）

図1 痰詰まりしない工夫

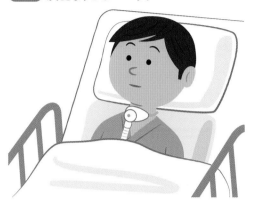

室温で蛇腹が冷却されないように、蛇腹を短く
する、蛇腹を布団の中に入れる、蛇腹をタオル
で覆うなど工夫をする。

を使用します。トラキマスクのずれは乾燥の助長だけでなく、気管切開チューブの
コネクタ口がトラキマスクにより塞がれ、呼吸できない状態となった事例報告もあ
ることから、体動時は安全管理の面からも推奨されます。

　そのほか、高流量鼻カニューレ（high-flow nasal cannula：HFNC）の台数な
ど、状況に余裕があればHFNCの使用はとても有効です。その際は、HFNC気管切
開用のデバイスを用います。専用デバイスがない場合に、既製品を創意工夫して使
うのはやめましょう。

私はこう考える
痰が硬い場合は、加温加湿の設定を上げる

　高流量酸素システムは、医療ガスまたは室内気を取り込んで患者に供給します。医
療ガスまたは室内気はそのままでは乾燥しているため、加温加湿器を使用します。加
温加湿器で温められたガスを患者に供給するためには、ガスが蛇腹（回路）を通ら
なければなりません。蛇腹には、熱線（ヒーターワイヤー）があるものとないものが
あります。前者であれば、蛇腹内も温められるため結露の発生を防ぐことができます
（HFNCで使用）。一方、後者であれば蛇腹が冷やされることで結露が発生し、十分に
加温加湿されたガスが供給されません。加温加湿が不十分なガスが供給されること
で痰などの分泌物が乾燥し、痰詰まりの原因となります。熱線がない蛇腹では室温が
低ければ容易に結露が発生し、加温加湿されていない空気が供給されるため、痰詰
まりが起こりやすくなります。熱線がある蛇腹でもエアコンの風が直接当たることで
結露が発生し、加温加湿が妨げられます。蛇腹を冷やさない工夫として、図1のよう
な対応や、市販されている蛇腹を覆うカバーなどを使用するのもよいでしょう。痰が
硬い患者の場合、加温加湿の設定を上げることも考慮しますが、蛇腹を冷やさない工
夫が重要となります。
　　　　　　　　　　　　　　　　　　　　　　　　　　　　　　　　　　（清水孝宏）

• HFNC① •

HFNCは少ない流量から開始して徐々に指示流量まで上昇させる

| 露木菜緒 |

　高流量鼻カニューレ（high-flow nasal cannula：HFNC）酸素療法は、一定濃度の酸素を高流量で鼻カニューレを用いて投与する酸素療法です。通常は5L/分以上のガスを鼻から供給すると鼻粘膜の乾燥と冷感刺激による痛みを生じますが、HFNCはガスを加温加湿することによって鼻に痛みを感じないため、高流量（最大60L/分）で供給することができます。

　高流量酸素療法とは、ガスの供給量が安静時成人の吸気流量（30L/分）よりも多いものをいいますが、そうすることで患者の1回換気量に左右されず、吸入酸素濃度を安定して提供できます。ベンチュリマスクなどのデバイスでも、酸素と空気を混合して総流量は30L/分以上になりますが、これまでのデバイスでは酸素濃度は50〜60％程度が限界でした。一方、HFNCは吸入酸素濃度100％まで設定できるため、高濃度酸素が必要な呼吸不全患者などの呼吸管理として広く普及しています。

　高流量酸素療法の30L/分以上という流量はこれまでのデバイスと同じですが、HFNCは鼻から急に勢いよくガスが入ってくるため、患者に驚きと不快感を与えることがあります。患者によって感じ方は異なりますが、少ない流量から始めて、徐々に流量を上げていき、耐えられるか確認しながら慣らしていくほうが成功しやすいです。HFNCを装着したほうが楽だと感じられたら継続してくれますし、装着に慣れれば、30L/分でも40L/分でも違和感は変わらないなどといわれています。また、心不全患者やⅠ型呼吸不全患者のなかには、50〜60L/分の流量が必要な場合もあります。その際も、あせらず患者のペースに合わせて少ない流量から開始するほうが、結果的に早く指示流量まで上昇させることができます。

私はこう考える

開始時は流量5L/分くらいから始めて、徐々に増やす

　HFNCの流量は、1L/分から最大60L/分まで調整できます。施設の状況によって違いはありますが、おおむね30〜40L/分の範囲内で管理します。経鼻で30〜40L/分の流量で酸素投与が可能なのは、加温加湿された吸気が供給されることと、専用デバイスであるカニューレの先端が直接鼻粘膜を刺激しない構造になっているからです。このような特徴がありますが、20〜40L/分の空気を吸うことは今までに経験したことのない体験です。実際、初めての導入で、30〜40L/分の高流量に抵抗を感じる患者も少なくなく、HFNCを拒否することにもつながります。そこで、HFNC導入時は少ない流量から開始することも多く、流量5L/分くらいから、徐々に指示の流量にまで段階的に増やすことがあります。経験上ですが、体格の小さな高齢者や女性、鼻孔の小さな患者では低い流量から始め、徐々に慣れてもらうことが、失敗しないポイントになります。

（清水孝宏）

COLUMN

NPPV か HFNC か

　HFNCの急激な普及に伴い、急性呼吸不全に対して、HFNCとNPPVはどちらがいいのかという疑問をよく耳にします。例えば、人工呼吸器離脱後にPaO_2が低下した場合、HFNCとNPPVどちらを選択するでしょうか。

　HFNCは従来の酸素療法よりも高濃度酸素投与と若干のPEEP効果が得られます。しかし、HFNCはあくまで酸素療法の1つであり、換気の補助はできません。つまり、自発呼吸がない患者や高圧PEEPが必要な患者には使用できません。また、Ⅱ型呼吸不全患者は換気補助による肺胞換気量の改善が必要となるため、原則的には不適応になります。したがって、どちらがいいのかは、換気補助が必要なのか、高圧PEEPが必要なのかを、病態によって見きわめていくことが必要で

す。一般的に、COPDの増悪、心原性肺水腫、免疫不全、拘束性胸郭疾患の増悪ではNPPVが推奨されます。一方、HFNCは、装着中でも会話や飲食、排痰が可能であり、快適性はNPPVより優れます。したがって、Ⅱ型呼吸不全患者でもNPPVの装着を拒否するような不耐事例に対し、HFNCを使用することで気管挿管が回避できたという報告も散見されています。

　HFNCかNPPVかは病態により検討するべきですが、人工呼吸器離脱後などデバイスを変更した際は定期的な評価が必要です。HFNCやNPPVを継続していいのか、呼吸数や酸素飽和度、自覚症状や努力呼吸の有無などから判断し、気管挿管下人工呼吸管理への移行時期を見誤らないようにすることが重要です。

（露木菜緒）

適切な流量かを判断するために、吸気時に流量が漏れ続けているか確認する

| 露木菜緒 |

　前稿（p.102）でも述べましたが、高流量酸素療法とはガスの供給量が安静時成人の吸気流量「30L/分」よりも多いものをいいます。高流量酸素療法とすることで、患者の1回換気量に左右されず、吸入酸素濃度を安定して提供できます。この、30L/分という流量は、成人安静時の1回換気量「500mL/秒×1分（60秒）」に基づいています。

　ところが、これは安静時の成人の1回換気量であり、Ⅰ型呼吸不全のような病態では、500mL以上の換気量を1秒以内で吸気活動していることがあります。つまり、30L/分では足りず、50〜60L/分の流量が必要な場合があります。

　設定流量より実際の吸気流量が多いと、当然外気（酸素濃度21%）を吸い込みます。すると、せっかく高濃度の酸素流量を流していても、実際には空気と混合されてしまい、設定酸素濃度よりも低い濃度で吸っていることになります。

　人工呼吸器のように1回換気量や吸気流量の実測値が表示されるわけではないため、視覚的に確認することはできませんが、触覚で不足を確認できます。それは、患者の鼻の横に手をかざし、吸気時にガスが漏れ続けているかを手で感じ取る方法です（図1）。もし、吸気時にガス漏れがなくなり吸い込まれていたら、外気（空気）を吸い込んでおり設定流量が足りないと判断できます。その際は、吸気時にもガスが漏れる流量まで増やす必要があります。

図1 1回換気量や吸気流量を視覚的に確認する方法

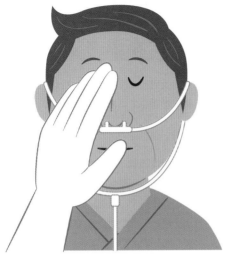

患者の鼻の横に手をかざして、吸気時にガスが漏れ続けているか手で感じ取る。

私は こう考える
漏れ続けていれば、吸気流速を超えた流量を提供している

　成人が一度に吸い込む空気の量は450〜500mLです。一度に吸い込む時間を1秒とすると、1分間（60秒）で27〜30L/分となります。これを吸気流速といいます。HFNCを行っている患者では、流量を30〜40L/分で管理していることが多いと思います。これは、患者の吸気流速を超えた量の酸素を投与するためです。吸気流速を超えた流量を患者に供給することで息を吸うことが容易になり、吸気努力の軽減、さらには呼吸仕事量が軽減されます。患者の吸気流速は男女差や個人差、疾病による影響もあります。実際にHFNCを導入し、個々の患者の吸気流速を超えた流量であるか確認します。確認方法としては、患者の口元と鼻に手をかざし、吸気時にHFNCが供給する流量が漏れ続けていることを確認します。口元と鼻から流量が漏れ続けているということは、外気を吸い込んでいないということになります。つまり患者の吸気流速を超えた流量を提供していることになります。

　それとは逆に、外気の吸い込みがある場合は患者の吸気流速を下回る流量の提供となっています。この場合は流量を増やすことになります。

（清水孝宏）

Part

3

人工呼吸ケア・気管吸引・酸素療法 ● HFNC

自発呼吸にまつわるさまざまな知識

呼吸活動に影響を与える因子

1．化学的（体液性）調節機能の異変（中枢性化学物質の影響）

　血液中の炭酸ガス分圧が上昇すると、脳脊髄液のpH濃度が低くなり、結果的に呼吸中枢を刺激して呼吸の促迫が起こります。

2．末梢性化学物質の影響

　血管壁に分布する受容体が動脈血の酸素分圧低下、pH濃度の低下、炭酸ガス分圧の上昇を感知し、それらの情報が中枢へ伝達されると呼吸運動が活発になり、結果的に換気量が増大します。

3．血液温度（体温）の上昇

　発熱など体温の上昇に伴って血液温度が上がると、呼吸中枢が刺激され、結果的に呼吸運動を高めます。

4．神経性（反射性）調節機能の異変（ヘーリング・ブロイエル反射）

　肺の膨張が迷走神経を介し、刺激として呼吸中枢（吸気中枢）に伝わると、吸気運動が抑制されて反射的に呼気運動を発生させます。一方、呼気運動によって肺が縮小すると、その刺激が迷走神経を介して吸気中枢に伝わり、呼気運動が抑制されて反射的に吸気運動が起こります。

5．大動脈反射・頸動脈洞反射

　血圧上昇が呼吸中枢を抑制し、反対に血圧低下が呼吸中枢を促進する反射作用です。この反射弓は循環系に影響を及ぼしています。

6．ベインブリッジ反射

　心臓（右心房圧や大静脈圧の上昇）からの刺激が、迷走神経を介して呼吸中枢に伝達され、反射的に呼吸が促進され、循環系にも同様に影響しています。

自発呼吸の特徴（吸気相）

　呼吸は随意と不随意の混在によって行われています。不随意の呼吸運動を司っているのが呼吸中枢で、延髄にあります。その辺縁には吸息と呼息の切り替えの指示的役割を担っている呼吸調節中枢である橋があり、これらが協同作業をしながら不随意呼吸運動を行っています。しかし時折、その不随意運動を中断できる命令を出して呼吸の仕方を変えられる機能があります。それが大脳皮質で、呼吸運動に対する満足感を判断するところです。大脳皮質が満足すれば、息を吸うことをしばらく休息することができます。

　また、呼吸の満足感は呼息ではなく、息を吸うことで得られます。つまり、吸気は完全に随意による調節はできなく、大脳皮質からの速く大きな呼吸の指令によって行われています。

　ちなみに吸気相は極端に短縮できませんし、換気量の8割を担う横隔膜運動は速いピッチは苦手としています。一方、速いピッチは胸式が得意としています。肋間筋がその速いピッチをサポートしています。それと同時に呼気時に腹直筋がサポートしています。また、呼気は健常であれば弾性収縮力による完全な受動運動で消費カロリーは「ゼロ」です。呼気時間は、呼気量、呼気初速、気道の状態で決定され、呼気時間の遅延は残気量が増加し、吐けないと吸えなくなります。

（道又元裕）

ドレーン・
チューブ管理

閉塞防止のための ミルキングを行い、 心タンポナーデの徴候に注意する

| 藤田昌子 |

ドレーンの持続吸引圧は弱いため閉塞に注意

　心臓外科手術後の身体は、「人工心肺使用に関連した血液の希釈」「回路との接触・機械的刺激による線溶現象」「全身のヘパリン化やセルセーバーの使用」などによって出血傾向になります。そこで、表1の観察を行い、出血量が多い場合は、プロタミン、止血剤、カルシウム剤投与、PEEP圧を上げる等の処置が必要になります。出血量100mL/時以上の場合には、再開胸止血術を医師と検討します。

　一方、心嚢・胸骨下（前縦隔内）ドレナージは−10〜−15cmH₂Oという弱い陰圧で吸引しています。凝血による閉塞を起こさないようにミルキングを行い、CVPの上昇、肺動脈楔入圧上昇、血圧や脈圧の低下、頻脈等の心タンポナーデの徴候に注意して観察します（表2）。

表1 心臓外科手術後患者の観察ポイント

- **出血量**
- 排液の性状
- 血球算定データ
- 活性凝固時間
- 皮膚の色調
- 眼瞼結膜の色調
- バイタルサインの観察

出血量が多い場合
- 「プロタミン」「止血剤」「カルシウム剤」の投与
- PEEP圧を上げる

などの処置を実施する

※出血量が100mL/時以上の場合は再開胸止血術の検討となる

表2 心嚢・胸骨下（前縦隔）ドレーン留置中の観察項目

- ☐ 固定糸の緩み
- ☐ テープ固定の剥がれ
- ☐ マーキングのずれ
- ☐ ドレーンと排液バッグの固定
- ☐ 挿入部の皮膚の発赤、腫脹、熱感
- ☐ 滲出液、出血の有無、程度
- ☐ **排液の量、性状**
- ☐ 皮下気腫
- ☐ 水封部の呼吸性変動（心嚢ドレーンのみ）
- ☐ ドレーン・チューブ内の排液の貯留
- ☐ エアリーク　☐ 吸引圧
- ☐ 水封部の滅菌蒸留水の減少
- ☐ **CVP上昇**
- ☐ **肺動脈楔入圧上昇**
- ☐ **血圧・脈圧低下**
- ☐ **頻脈**

> 弱い陰圧で吸引していることから、異常にはすみやかに対応する

> 心タンポナーデの徴候であり、緊急性が高い項目

また、ドレーンと吸引システムの間の誘導チューブは、ベッド脇に垂れ下がらないように管理します。垂れ下がった部分に血液等が貯留し、その液体の水圧によって吸引圧が打ち消されてしまうからです。誘導チューブには血液を貯めないようにミルキングするとともに、誘導チューブがベッドの脇に垂れ下がらないよう注意します（図1）。

図1 誘導チューブの位置

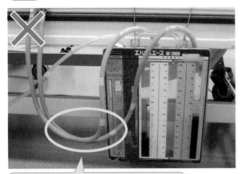

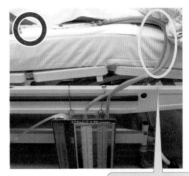

誘導チューブが垂れ下がっていると、吸引圧が打ち消されてしまう

ベッド脇に垂れ下がらないように管理する

ここが

ドレーンを適宜ミルキングすることでドレーンの閉塞、さらには心タンポナーデを予防する。ただし、過剰なミルキングはしない

参考文献
1. 川内基裕：心臓外科術後ドレナージ. 窪田敬一 編, ナースのための 最新全科ドレーン管理マニュアル. 照林社, 東京, 2005：67-69.

私は こう考える
致命的な障害になる前に、異常を察する

　心囊は、心臓を覆う2枚の膜でつくられる袋のことで、この膜を心膜といいます。心膜は、内層が漿膜性心膜、外層が線維性心膜から構成されています（図2）。漿膜性心膜は壁側心膜と臓側心膜（心外膜）からなり、その間の空所を心膜腔といい、50mL程度の漿液が存在します。その漿液が、何らかの原因で増量（100mL程度）した場合、心臓は拡張障害を引き起こす可能性があります。

　心臓の拡張障害は、静脈還流を低下させ、心拍出量低下によるショックや冠血流低下による突然の心停止に陥る可能性があります。心囊ドレーン留置中は、術後出血や凝血などの閉塞によりドレーンの排液がうまく誘導できない場合、心タンポナーデに陥る恐れがあります。したがって、心タンポナーデの特徴的徴候であるBeckの3徴（頸静脈怒張、血圧低下、心音減弱）に注意しながらモニタリングを行い、心タンポナーデが疑われる場合にはすみやかに医師へ報告し、心エコーなどの検査を実施します。

　また、心囊ドレーン留置中は本文にもある通り、凝血による閉塞予防目的で適宜ミルキングを実施しますが、術式（CABGなど）によっては、グラフト損傷や閉塞をきたす可能性があるため、ミルキングの可否を医師へ確認しながら実施します。

　近年、早期離床目的でポータブル持続吸引器を使用する施設が増えてきています。ポータブル持続吸引器は、携帯可能なため早期離床時には適していますが、排液量が正しく測定できないことや排液量が多いと陰圧が保持できないといった欠点があります。適宜排液して量を確認するとともに、吸引圧が適切にかかっているか確認しましょう。

（露木菜緒）

図2 心膜の部位と名称

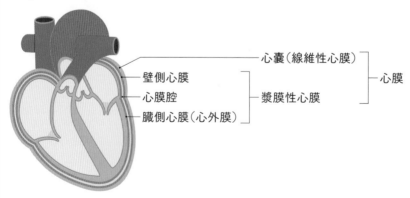

● 脳室ドレーン ●

脳圧亢進によるオーバーフローが
考えられたらすぐに医師を呼ぶ

| 藤田昌子 |

　脳室ドレーンは、気管吸引や体位変換、移動などで回路をクランプ・開放する機会が頻繁にあるハイリスクなドレーンです。ドレナージシステムのメカニズムを知り、正しい順序でクランプを開閉しないと（図1）[1]、ドレナージ不良による脳圧亢進や、反対に流出過多による低髄圧症状・脳室縮小を引き起こす危険性があります。

　また、不用意に頭側の高さを変更しないように脳室ドレナージ中であることを明示したり、チェックリスト（表1）[2]を用いたりするなどの工夫が必要です。

　もし、脳室ドレナージ中に回路のトラブルや手順の不備もなく、患者の安静が保たれているにもかかわらず急激な髄液の流出がみられた場合は、脳圧亢進による影響と考えます。その場合はただちに応援を呼び、バイタルサイン、意識レベル、神経症状を確認し、医師に報告します。

　頭蓋内圧の亢進の原因としては、「出血」や「脳浮腫」以外に、「低酸素血症」「高炭酸ガス血症」「発熱」「頸部の屈曲やねじれ」「血圧が上がるような処置」「ストレス」などが挙げられます。固い枕による耳介の圧迫や、不自然な小枕の当て方などで苦痛を与えない配慮も必要です。

ここが
コツ
脳室ドレーンの原理を理解し、開閉の順番を正しく行う

図1 **脳室ドレーンのクランプ開閉の順番**

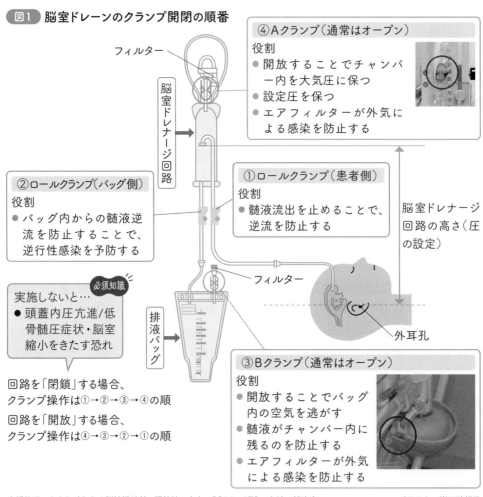

④ Aクランプ（通常はオープン）
役割
- 開放することでチャンバー内を大気圧に保つ
- 設定圧を保つ
- エアフィルターが外気による感染を防止する

フィルター

脳室ドレナージ回路

脳室ドレナージ回路の高さ（圧の設定）

②ロールクランプ（バッグ側）
役割
- バッグ内からの髄液逆流を防止することで、逆行性感染を予防する

①ロールクランプ（患者側）
役割
- 髄液流出を止めることで、逆流を防止する

フィルター

外耳孔

必須知識
実施しないと…
- 頭蓋内圧亢進/低骨髄圧症状・脳室縮小をきたす恐れ

排液バッグ

③Bクランプ（通常はオープン）
役割
- 開放することでバッグ内の空気を逃がす
- 髄液がチャンバー内に残るのを防止する
- エアフィルターが外気による感染を防止する

回路を「閉鎖」する場合、クランプ操作は①→②→③→④の順

回路を「開放」する場合、クランプ操作は④→③→②→①の順

高橋伸明：やさしくわかる脳神経外科. 照林社，東京，2011：179. より一部改変　　　　　　イラスト：岸田砂都子

表1 **脳室ドレーン開放時のチェックリスト**

- ☐回路の固定状況の確認（圧設定部、チャンバーの位置）
- ☐回路の閉塞や屈曲はないか
- ☐フィルターは汚染されていないか
- ☐ゼロ点と指示の設定圧の確認
- ☐Aクランプ開放
- ☐Bクランプ開放
- ☐ロールクランプ（バッグ側）開放
- ☐ロールクランプ（患者側）開放
- ☐排液状態の確認（量、性状、ドレーンの拍動）
- ☐ドレーン刺入部の観察（漏れ、腫脹、出血の有無、発赤、固定状況）

リストを作成し、気管吸引や移動などで回路のクランプを開放するたびに確認を行う

木下万貴子：ドレーン・ルート管理②case4クランプ開閉手順と開閉確認. ブレインナーシング 2014：30（11）：17-20. より一部改変

引用文献
1. 高橋伸明：やさしくわかる脳神経外科. 照林社, 東京, 2011：179.
2. 木下万貴子：ドレーン・ルート管理②case4クランプ開閉手順と開閉確認. ブレインナーシング 2014；30（11）：17-20.

参考文献
1. 櫻田浩：ドレーン管理. ブレインナーシング 2015；31（3）：23-25.

私はこう考える
ケアや移動後のクランプの開放忘れによるインシデントが多発している

　脳室ドレナージの主な目的は、髄液の通過障害や吸収障害をきたし、水頭症の危険性がある場合、頭蓋内圧を亢進させないよう体外に排出させ減圧を図ることです。

　脳室ドレナージは設定圧が高くなりすぎると頭蓋内圧が亢進し、脳ヘルニアを引き起こす可能性があります。一方で、設定圧が低くなりすぎると、髄液の排出が過剰となり頭蓋内圧が低下します。また、短時間に多量の髄液が排出（オーバードレナージ）されると脳室が急激に縮小し、硬膜下血腫を引き起こす恐れがあります。つまり、ドレナージの設定圧調整によって頭蓋内圧は管理され、誤った設定圧は容易に患者の状態を悪化させます。

　臨床では、看護師がドレナージ回路を開閉する場面が多々あります。例えば、気管吸引時は咳嗽が誘発され一過性に髄液が過度に流出します。また、検査などの搬送時にドレナージ回路の高さが変わったり、フィルターが汚染したりします。そのため、患者のケアや移動の際は設定圧が急激に変わらないように、一時的にドレーンを閉鎖する必要があります。ただし、ケアや移動後に開放を忘れて頭蓋内圧が亢進する、Aクランプ（本文図1-④）の開放だけを忘れてオーバードレナージとなる、などのインシデントが多発しているため、開放を徹底する策を講じる必要があります。

　なお、患者が安静にしているにもかかわらずオーバードレナージとなった場合は頭蓋内圧が亢進していることを意味するため、すみやかに医師へ報告します。

（露木菜緒）

固定のためのテープは丸くカットし、ドレーンは"オメガ留め"にする

| 藤田昌子 |

ドレーン固定時は、確実に固定できて、皮膚にもやさしい固定をめざします。テープ貼付部にはノンアルコールの皮膚被膜剤を塗り、バリアを1層つくります。貼付するタイプの皮膚保護剤には吸水性があるため、発汗などでテープが剥がれたり、皮膚が浸軟したりするのを防止するはたらきもあります。なお、真菌感染症がある場合は、その部分を被覆してしまうため使用しないようにします。

テープは「丸くカット」し、「中央から周囲に向かって貼付」する

ドレーン固定に使用するテープは、角を丸くカットすると剥がれにくくなり、剥がれによる不要なテープ交換を減らせます。貼付する際には中央から周囲に向かって貼り、テープが浮かないようにします。このとき、ドレーン自体は"オメガ留め"を行います（図1-①）。

侵襲が強く重症な患者は、テープを貼った時点では問題なくても、時間経過とともに末梢血管の透過性亢進により浮腫が増強していきます。皮膚とテープの間に緊張が加わり、翌日にはテープ周囲に緊張性水疱ができることも少なくありません。

オメガ留めの茎部分に切れ込みを入れる

ドレーンをオメガ留めする際に"Ω"の茎の部分に少し切れ込みを入れます（図1-②）。オメガ固定部に切れ込みを入れる理由は、ドレーンを動かした際の動揺がテープ全体に加わるのを防止するためです。さらに、切れ込みを入れた別のテープで補強し、ドレーン遠位部の浮き上がりを防止します（図1-③）。

オメガ留めにすると、剥がれにくく、皮膚への負担も少なくなる

図1 "安全・安楽"なドレーン固定のコツ

①テープの角を丸くカットし、中央部から貼っていく

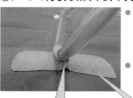

- 引っかかりをなくして剥がれにくくするために、テープの角をカットする
- テープを中央部から貼り、ドレーンをオメガ留めする

テント状（テープが皮膚から浮いている状態）にならないように貼り、皮膚が引っ張られないようにする

浮いている

オメガ留めは、茎をつくることで"あそび"が設けられ引っ張られにくくするほか、ドレーンをテープが1周することで密着させる

ドレーン
テープ

②切れ込みを入れる

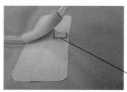

- オメガ留めの茎の部分に、テープ幅3分の1程度の切れ込みを入れる

切れ込み

③切れ込みを補強し、浮き上がりを防ぐ

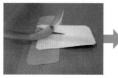 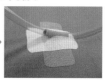

- 切れ込みを入れた部分に別のテープを貼りつけて補強する

参考文献
1. 松森康恵：クリティカルな状況にある患者へのスキンケア：医療用粘着テープによる皮膚障害. 重症集中ケア 2011；9（6）：42-52.

私はこう考える

「たるみのない」「患者の手が届きにくい」「体動に合わせた」固定が望ましい

　ドレーンの固定は、「挿入部の固定」「挿入部以外の固定」に分別されます。

　挿入部固定の目的は、ドレーンの脱落・埋没の予防、挿入部からの細菌の侵入予防（感染）です。固定には透明なフィルムドレッシング材を選択し、挿入部の観察ができるようにします。しかし、挿入部からの滲出液が多い場合はフィルムドレッシング材は適しておらず、ガーゼの上からテープを貼り固定することが望ましいでしょう。ただし、滲出液が少なくなると乾燥して固着することもあるため、その場合はすみやかにフィルムドレッシング材へ変更します。

　挿入部以外の固定の目的は、計画外抜去や接続外れ、患者の体動によるドレーンの屈曲を予防することです。挿入部以外の固定には、その目的に応じて本文図1のような固定法を用います。このときの注意点として、以下が挙げられます。

- 2か所固定を原則とする
- 患者の手の届かない位置に固定する
- 患者の体動に合わせて固定する

　「体動に合わせて固定する」とは、例えば「患者が横を向いたときにチューブが屈曲しないか」「チューブが患者の体幹の下敷きになり苦痛が生じないか」といったことに配慮することです。また、チューブ位置のズレを観察するために、皮膚とチューブ、テープの3点が重なる部分にマーキングをするとよいでしょう。　　　（露木菜緒）

ドレーンの起こりやすいトラブルと原因

　ドレーン管理中に起こりやすいトラブルとして、ドレーンの予定外抜去や逸脱があります。その原因の多くは患者の移動時に発生しているため、ドレーンが引っ張られたり引っかかったりしないように固定やマーキングといった管理はとても重要です。しかし、患者の体動が起因だけではないトラブルもあります。表1に示すような、ガーゼ交換時の切断や機器の電源入れ忘れ・設定ミスなどは看護師が注意すれば防ぐことができるトラブルであり、十分注意が必要です。

　また、ドレーンはそもそも異物であり、感染管理も重要です。ドレーンを扱うときはスタンダードプリコーションを基本とし、チューブ本体からバッグまでの接続はできるだけ少なくする、排液の逆流を防ぐために排液バッグはチューブの挿入部位より高くしない、排液バッグは床につけないといった管理もドレーンの感染管理の原則としておさえておきましょう。

（露木菜緒）

表1　起こりやすいトラブルとその原因

閉塞・開放忘れ	・排液、内容物による閉塞 ・不適切な体位によるチューブの屈曲 ・機械の電源はずれ、設定ミス ・クランプの開放忘れ
はずれ	・接続部のゆるみ ・移乗動作時の引っ張られ
抜去	・固定用縫合糸・絆創膏のはずれ ・移乗動作時の引っかかり
切断	・ガーゼ交換時などテープと一緒に切断 ・ベッドなどの間に挟まれて切断
その他	・機械の故障により設定どおりの吸引圧で作動していない

胃管カテーテルの
先端位置を確認し、
斜走を防止する

| 藤田昌子 |

誤嚥性肺炎のリスクに留意して体位管理を行う

　胃管カテーテルが留置されている場合は、必要なときを除いて仰臥位にしないようにします。胃内容物がカテーテルを伝わって気管に流入すると、胃液の酸による化学性炎症と胃内容物による細菌性炎症を生じ、深刻な誤嚥性肺炎となる危険性があるからです。

胃管カテーテルの先端位置や胃までの経路に注意する

　また、二重胃管（排液腔と空気腔の二重構造で排液しやすくなっているカテーテル）は硬いため、胃粘膜の同一部分に当たり続けることで胃穿孔を引き起こすこともあり、胃管カテーテルの先端位置の確認も必要です。

　経腸栄養や薬剤投与のために胃管カテーテルを留置している場合は、嚥下運動の阻害や違和感、咽頭部の浮腫を予防するため、カテーテルはできるだけ細く（8〜10Fr）、やわらかい素材を選択します。

　さらに、口腔ケアや経腸栄養時に、胃管カテーテルが咽頭部で斜めに入っていないか確認します。咽頭でカテーテルが斜走していると、喉頭蓋の反転や喉頭挙上を妨げ、嚥下運動を阻害します。違和感によって奥舌でカテーテルを押し上げて挿入が浅くなったり、自己（事故）抜去したりする恐れもあります。

　胃管カテーテルの斜走を防止するためには、頸部回旋法を用いて挿入する方法があります。具体的には、右鼻腔から挿入するならば、挿入時にカテーテルが右梨状窩を通過するように頭頸部を左回旋位とし、左側の梨状窩を閉塞するポジションで挿入するようにします（図1）。

「右鼻腔」からなら「右梨状窩」、「左鼻腔」からなら「左梨状窩」を
通過できるようにポジショニングを行う

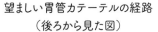
図1 望ましい胃管カテーテルの経路

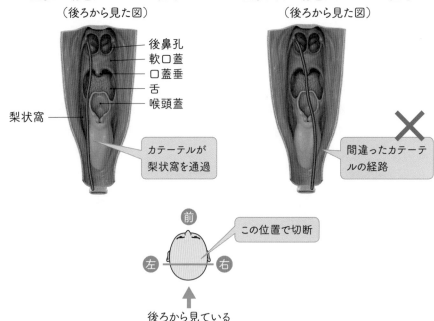

参考文献
1. 田崎あき乃：胃管カテーテル．エキスパートのカテーテル・ドレーン管理と創意工夫（前編），重症集中ケア 2010：8（5）：67-71.
2. 小山珠美：摂食嚥下に関連したリスク管理．小山珠美 監修：早期経口摂取実現とQOLのための摂食・嚥下リハビリテーション，メディカルレビュー社，東京，2010：51-53.

私は こう考える

「長期留置はしない」を基本に、合併症対応を考える

　胃管カテーテル挿入中の合併症としては、表1に挙げたものがあります。

　「誤嚥」は、胃液の逆流以外にも胃管の気管への迷入が原因のことも多いです。胃管留置位置の確認の際、気泡音では不確実であるといわれていますので、胃管吸引による内容物のpHが5.5以下であることや、腹部単純X線写真での位置の確認が推奨されています。また、栄養剤を注入する前には胃管固定長を確認したり、口腔でのたわみをみるなど、複数の方法で確認します。

　「胃・食道逆流」に対しては、ヘッドアップ体位を保持して対応します。

　「鼻翼固定部の皮膚損傷」は、胃管の固定部位が長期間、鼻翼のみであることが原因ですので、上顎部や頬部など、固定位置を定期的に変更します。

　「電解質異常」は、大量の胃液の喪失が原因で起こります。排液量、血液検査等で電解質異常（代謝性アルカローシス、低カリウム血症）の有無を確認し、胃液が多量に喪失される要因を検索します。主な要因は、腸管機能低下によって胃液が腸へ流入できないことが考えられます。このようなときは、ヘッドアップ体位によって重力を活用すること、整腸薬投与などで腸管機能を回復させる、排便を促すなどの対応をしていきます。

　「咽頭痛や咽頭の不快感」は、胃管カテーテルの器械的刺激が主な原因です。カテーテル留置中は、痛みや不快感の軽減は困難なため、留置の可否を医師と相談して、できるだけ早い時期に抜去するか、細い径の胃管に入れ替えるなどの工夫をしていきます。

（露木菜緒）

表1 **胃管カテーテル合併症とその対応策**

主な合併症	対応策
誤嚥	● 胃管吸引によるpHチェック ● 挿入位置の確認を、カテーテルの長さとX線写真で行う ● 胃管固定長、口腔でのたわみなどを確認する
胃・食道逆流	● ヘッドアップ体位を保持する
鼻翼固定部の皮膚損傷	● 固定位置の変更
電解質異常	● ヘッドアップ体位や整腸薬を用いて胃液の腸流入を助ける
咽頭痛や咽頭の不快感	● より細いカテーテルへの入れ替えを検討する

ドレーン管理を行ううえで
基本的に必要なこと

ドレーンの目的・留置位置、排液の量と性状

ドレーン管理というと、排液量の増減と血性度の有無のみで判断していることが少なくありません。ドレーンを管理するうえで重要なことは、まずは解剖生理と留置部位です。ドレーンがどこに留置されているか、ドレーンの目的は何なのかを理解することです。次に、ドレーン排液の正常な量と性状を知ることです。排液量は少なければよいというわけではありません。髄液、胆汁、膵液など常時生成されているものをドレナージするときは、正常な生成量と性状で流出していなくてはなりません。例えば、胆管ドレーンから胆汁は流出していなくてはいけませんが、肝臓切除後に切離面ドレーンから胆汁が流出してきたら胆汁瘻を疑います。つまり、排液が同じ胆汁でも留置されている部位や目的によって、それが正常か異常かは異なるのです。

また、常時生成されているもののドレナージ量が減少したら、ドレーンの閉塞・逸脱か生成機能の低下です。吻合部や切離面ドレーンからのドレナージ量の減少は改善か閉塞です。このように、排液量の増減だけで正常・異常を判断することはできませんし、ドレーンの逸脱予防のためには、本文で出てきたような確実な固定とその確認、判断に迷うときはX線画像でドレーン留置部の確認も必要になります。

複雑なドレーンシステムの理解とインシデント対応

一方、脳ドレーンや胸腔ドレーンに代表されるドレーンシステムは難しく、メカニズムを理解していないことに起因するインシデント事例も数多く報告されています。したがって、なぜこの複雑なドレーンシステムを使用しなくてはいけないのか、ドレーンシステムのメカニズムを理解してから使用することが望ましいです。それが困難な場合は、重大なインシデントにつながるポイントは少なくとも押さえておきましょう。胸腔ドレーンであれば、水封部に確実に水を入れる、脳ドレーンであればAクランプの開放を忘れない(p.112)、などです。

そして、最も大事なことは、インシデントが起こったときにどのように対応するのか、対応しなかったらどうなるのかをわかっていることです。患者搬送中に胸腔ドレーンバックを倒してしまい水封部の水がこぼれてしまった——どうなる？　どうする？　など、インシデントは注意していても起こることはあるので事前に確認しておきましょう。

ドレーン管理は、方法や考え方が日々変わってきています。「待機的手術ではドレーンは必要ない」「CTなど画像評価で十分である」など、"ドレーンless"の方向にすら移行しつつあります。とはいえ、まだまだゼロにはならないので、ドレーン管理に精通するとともに、患者のQOL向上のために研鑽していきましょう。

（露木菜緒）

モニタ管理

SpO₂値だけで患者状態の評価をしない

| 芝田香織 |

測定部位や血圧によって表示される値が異なる

パルスオキシメータでは、SpO_2の数値から全身の「酸素化」をみています。表示されている値は、測定している末梢血管の拍動部位の酸素飽和度をリアルタイムで示しています。

手の冷感や低血圧がある場合、末梢循環は低下しているため、拍動を十分に感知できていません。値だけみるのではなく、モニタに表示されている波形の大きさにも注目して、測定する指を変えていきます。センサの装着部位によっても、表示される値には遅れが生じます。これには、体循環が関係しています。足の指は、身体の酸素化をすばやくとらえるには十分ではないため、第1選択にはしません。

全身状態が悪化すると、酸素解離曲線は偏位する

酸素解離曲線では、SO_2（血液ガス検査から得られる酸素飽和度の値で、通常はパルスオキシメータで経皮的に測定したSpO_2で代用している）の値から、おおよその酸素分圧が予測できます（図1）。通常では、酸素飽和度が90％なら動脈血酸素分圧（PaO_2）はおよそ60mmHgと予測できます。また、SpO_2が98％のときにPaO_2は100mmHgとなりますが、SpO_2が98％よりも大きい値（例えば上限の100％）となった場合には、PaO_2の値を予測することはできなくなってしまいます。

つまり、仮に何らかの理由により過剰な酸素投与が行われ、PaO_2が100mmHg以上（上限値は500mmHg程度）であってもSpO_2の上限値は100％であるため、そこからPaO_2の値は予測できないということです。

一方、患者の全身状態が変化し、右方偏位や左方偏位するような状態となった場合（表1、図1）には、通常の酸素解離曲線から予測されるPaO_2の値とは異なることをアセスメントする必要があります。

ここが
コツ

悪化した状態の身体では代謝が亢進していることから、

酸素飽和度が99％あったとしても、酸素分圧は100mmHg以上

であるとは限らないことを把握しておく

図1 酸素解離曲線：右方偏位、左方偏位

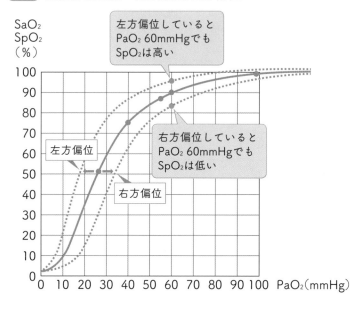

表1 SaO₂-PaO₂の関係

SaO₂、SpO₂（％）	98	97	96	95	94	93	92	91	90	89	87	85
PaO₂（mmHg）	100	91	82	78	71	67	64	61	59	57	53	50

Attention!
酸素分圧（PO₂）もPaO₂と表記されることがある。「a」は動脈を指すが、諸文献にPO₂とPaO₂の違いの明記はない。しかし医学的にみていくと、PO₂と記載されている場合は「血液中の酸素分圧」を指すようだ。PO₂：血中酸素分圧、PaO₂：動脈血酸素分圧、PₐO₂：肺胞気酸素分圧、である。　　　　　　　　　　　　　　　　　　　　　　　　　　　　　（芝田）

参考文献
1. 厚生労働省医薬局長：医薬発第248号生命維持装置である人工呼吸器に関する医療事故防止対策について．2001.
2. 遠藤祐子：パルスオキシメータ～非侵襲的だからこそエキスパートレベルで完璧に使いこなそう！．重症集中ケア 2007；6（4）：65-72.

機器に表示されたSpO₂の値は"リアルタイム"の呼吸状態ではない

　SpO₂を評価する際に、末梢動脈の拍動を読み取ることでモニタに表示されるため、測定部位によるタイムラグの発生を考慮すること（耳朶＞手指＞下肢の順にラグは少なくなる）が重要です。そのため、末梢循環不全の評価を行い、正確に測定することが先決です。

　測定の信頼性を高める1つの方法に、マシモ社のパルスオキシメータを用いて測定できる灌流指標（perfusion index：PI）があります[1]。灌流指標は波形の大きさに基づいて算出される（0.02〜20％で、1％以上が望ましいとされる）ため、その数値が高いほど脈波形も鮮明に表示されており、モニタリング部位として信頼性が高い[2]といえます（図2）。

　表示された値のみを鵜呑みにするのではなく、酸素解離曲線を考えて実際の酸素分圧を予測することは重要です。最近では、SpO₂が低い場合の弊害だけでなく、心停止後蘇生後患者など症例を限定すると、高いPaO₂が臓器障害や死亡率を上昇させるため、SpO₂100％を回避するよう推奨されています[3]。

　私のコツとして、数値だけにとらわれて安心するのではなく、どのような治療を受け、どのような呼吸状態にあるのか評価するようにしています。例えば、同じようにSpO₂ 95％であったとしても、「人工呼吸器による高濃度かつ高圧サポートを行っているにもかかわらず頻呼吸・努力呼吸をしている場合」と「ルームエアで平静な呼吸をしている場合」では、重症度とその対応がまったく異なるのです。

（辻本雄大）

図2　パルスオキシメータ上の灌流指標（PI）の活用

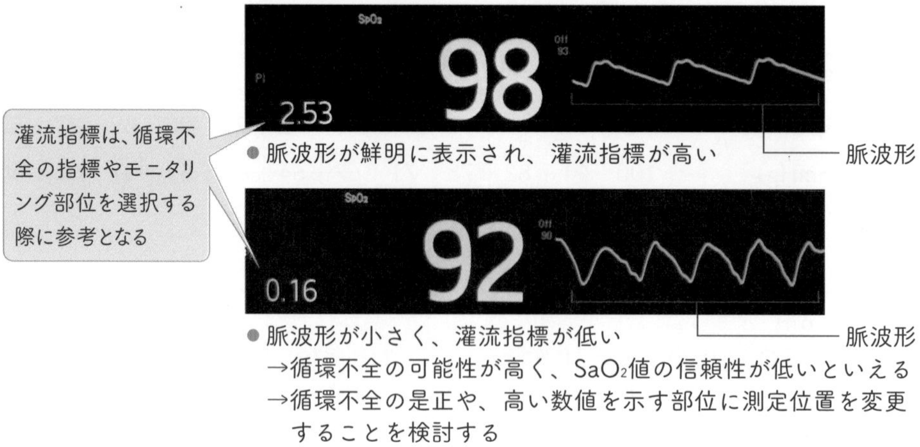

灌流指標は、循環不全の指標やモニタリング部位を選択する際に参考となる

● 脈波形が鮮明に表示され、灌流指標が高い ――― 脈波形

● 脈波形が小さく、灌流指標が低い ――― 脈波形
　→循環不全の可能性が高く、SaO₂値の信頼性が低いといえる
　→循環不全の是正や、高い数値を示す部位に測定位置を変更することを検討する

引用文献
1. マシモジャパン株式会社：参考資料 PI（Perfusion Index）灌流指標，灌流指標の臨床応用．http://www.masimo.co.jp/pdf/pi/perfusion_index_white_paper.pdf（2023.4.25アクセス）
2. 諏訪邦夫：SpO₂パルスオキシメーター．INTENSIVIST 2011；3（2）：285-292.
3. 卯野木健：人工呼吸管理中は高いSpO₂で管理したほうが安全？．Intensive Care Nursing Review 2015；2（3）：60-68.

EtCO₂値だけでなく、既往歴、全身状態をともに考える

| 芝田香織 |

EtCO₂とPaCO₂のズレは「換気」と「血液循環」の不均衡

SpO_2は"酸素化"をみる値です。モニタリングにおいてはSpO_2ばかりでなく、肺での"換気"が行われているかということも重要です。換気状態の把握には、カプノメータを用いて二酸化炭素分圧（$PaCO_2$）と呼気終末二酸化炭素濃度（$EtCO_2$）を測定します。なお、$EtCO_2$と$PaCO_2$は、まったく同じ値ではありません。$EtCO_2$は$PaCO_2$よりも約3〜5mmHgほど低く表示されます。

この"ズレ"を、実際の事例で説明します。

- 緊急入院してきた患者Aさん
- $EtCO_2$ 45mmHg前後と、$PaCO_2$（50mmHg）と大きな違いなく経過
- ある日、$EtCO_2$ 45mmHgを示し副雑音を聴取した（$PaCO_2$ 57mmHg）
- その後、急にぐったりとした状態になった（$EtCO_2$ 55mmHg、$PaCO_2$ 75mmHgを示し、副雑音が続く）

二酸化炭素は酸素と同様、「肺胞での拡散」というしくみによってガス交換が行われています。二酸化炭素のガス交換は、酸素の約20倍という速さで行われています。

心臓や肺に問題がなければ、$EtCO_2$と$PaCO_2$はほぼ同じです（誤差については前記）が、$PaCO_2$は血流や拡散よりも肺胞の換気能力に大きく左右されてしまいます。

Aさんには、喘息や慢性気管支炎という肺胞での換気に大きく影響を与える既往歴がありました。これらの悪化によって、換気と血液循環に不均等な状態が生じ、$EtCO_2$と$PaCO_2$とのずれが大きくなっていたのです。このときAさんは、CO_2ナルコーシスを起こしていました。

Aさんの治療にかかわっていた全員が、こうしたモニタに示された$EtCO_2$の推移の変化や既往歴に目を向けず、そのときどきに表示される値しか見ていなかったのです。そのため、Aさんの「副雑音の出現」や「落ち着かない様子」、「急にぐったりした様子」などの"何かおかしい"という異常の徴候に気づくことができませんでした。

　$EtCO_2$の値をみていくときには、表示されている値が正常かどうかはもちろん、推移や既往歴、全身状態を考えます。$EtCO_2$に影響を与える因子はいくつかありますが（表1）、すべてを覚えておくのは困難です。そのため、下記をアセスメントすることが重要です。

- 表示されている値と実際の動脈血液ガスデータとの乖離はないか
- 呼吸に関する既往歴はないか
- 値の推移はどうか
- 患者の状態に何らかの変化はないか　など

表1 $EtCO_2$に影響を与える因子

	$EtCO_2$上昇	$EtCO_2$下降
呼吸	● 肺胞換気量の低下 ● 低換気 ● 閉塞性肺疾患	● 無呼吸 ● 肺胞換気量の増加 ● 過換気
循環	● 肺血流量の増加 ● 心拍出量増加 ● 敗血症	● 肺血流量の減少 ● 心停止 ● 肺塞栓 ● 出血
代謝	● CO_2産生増加 ● 発熱 ● 疼痛	● CO_2産生減少 ● 低体温 ● 鎮痛
人工呼吸器などの機器関連	● 呼気弁不良による再呼吸 ● 1回換気量不足	● 呼気回路リーク ● 過換気 ● 食道挿管 ● 気管チューブ閉塞

ここが
コツ

異常をアセスメントする"観点"を理解しておかないと、

$EtCO_2$値の変化に対して、適切な対応がとれない恐れがある

私はこう考える

EtCO₂が異常値のときは、重度の換気障害と判断して対応

$EtCO_2$は、パルスオキシメータと比べて結果が迅速に表示されるため、人工呼吸中であれば、「呼吸器回路の外れ」「呼吸停止」「蘇生後の自己心拍再開時」の評価にも有用です[1]。

$EtCO_2$貯留時に、代償による頻呼吸にもかかわらず高値を示しているときは、重度の換気障害が生じていると判断し、迅速に対応するよう注意しています。

代償耐性の換気障害が生じるメカニズムは、以下の2つが主であるといえます[2]。

① 換気面積の減少および閉塞性呼吸障害に関連した肺胞低換気によるCO_2貯留

急性呼吸窮迫症候群（acute respiratory distress syndrome：ARDS）や重症肺炎などでは肺胞浸潤による重度の1回換気量の低下（「生理的死腔」の150mLに近いほど顕著）が生じることで、低酸素血症に加えて肺胞低換気を惹起し、CO_2が貯留します。

また、喘息発作やCOPDなどの閉塞性呼吸障害では、気管支の閉塞から肺胞低換気となります。肺胞低換気を改善するために、換気量の是正や呼気時間の調整を行い、閉塞性障害に対しては気管支拡張薬などを考慮します。

②熱産生によるCO_2産生

発熱や頻呼吸などでの呼吸筋疲労による酸素消費量が増加することで、CO_2産生が生じます。加えて、呼吸困難感から死を予期するような強度の不安から、より呼吸筋疲労が悪化するといった悪循環に陥るとも考えられます。症状緩和とともに精神的な支援も必要とされます。

（辻本雄大）

引用文献
1. 坂口けさみ, 市川元基, 楊箸隆哉, 他：バイタルサイン；体温. 臨牀看護 2001；27（13）：1879-1891.
2. 阿部紀一郎：関連図で理解する 呼吸機能学と呼吸器疾患のしくみ. 日総研, 愛知, 2009.

動脈圧・中心静脈圧

動脈圧波形・CVPが、吸気や呼気時に大きくゆらいでないかチェックする

| 芝田香織 |

動脈圧波形に呼吸性変動がみられるときは、「脱水」「出血」などに注意

　血圧は「末梢血管抵抗×心拍出量」によって決定されます。1分間の心拍出量は、「心拍数×1回拍出量」で求められます。

　血圧モニタリングでは、図1のように動脈圧波形が吸気や呼気時に大きくゆらいでいないかどうかを確認します。大きくゆらいでいる状態は「呼吸性変動」といって、循環血液量が変化している状態です。この状態では、心臓に戻ってくる血液量、つまり静脈還流量が変化し、1回拍出量が減っています。

　脱水や出血などにより循環血液量が変動すれば、静脈還流量も変化します。

　ヒトの胸腔内圧は正常な状態でも呼吸によって変動していますが、動脈圧波形に大きく影響を受けるほどではありません。しかし、脱水や出血により、大きく循環血液量が変動すると、呼吸による胸腔内圧上昇時には、心臓に戻ってくる血液量が

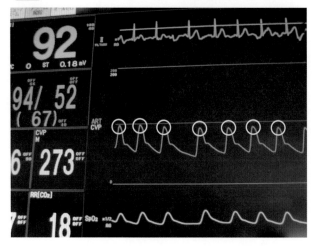

図1　血圧モニタリングにおける動脈圧波形のゆらぎ

減少します。反対に胸腔内圧が低下したときには、心臓に戻ってくる血液が増加します。

　つまり、呼吸によって心臓から全身に送り出される血液量も変化するのです。静脈還流量の減少は、1回拍出量の減少につながるため、胸腔内圧の変化が動脈圧波形として現れます。このような波形を見かけたら、「脱水はないか」「尿量はどうか」「どこか出血はないか」などを考えます。

　波形の面積は、1回拍出量を反映します。波形の幅の面積が広ければ、1回拍出量は十分です。つまり、循環血液量は充足しています。波形の幅が尖っていて狭ければ1回拍出量は減少しており、循環血液量は不足していると評価します。

ここが
コツ

動脈圧波形がゆらいでいる場合、1回拍出量は減少しており、
循環血液量が不足していることを意味している

CVPの波形は、経時的な変化に注意

　中心静脈圧（central vein pressure：CVP）もモニタリングされているのであれば確認しましょう。CVPも動脈圧波形と同じように吸気や呼気時に大きくゆらいでいます。中心静脈という部位が、解剖学的に存在するわけではありません。これは右心房から5cm以内の胸腔内の大静脈の値です。臨床の場ではよく、「今のCVPは○mmHgです」と先輩ナースが医師に報告している様子を見かけます。

　CVPをみるときは、点でとらえずに経時的変化でとらえるようにします。CVPは、常に呼吸の影響を受けていること、心仕事量や昇圧薬の投与など多くの要因が影響することから、経時的な値の変動をみていくことが大切だからです。

私はこう考える
血圧管理は収縮期血圧以上に、平均血圧（MAP）による評価が重要

　臨床では、収縮期血圧のみで血圧管理の指標とすることが多いと思いますが、組織灌流の決定因子である平均血圧（mean arterial pressure：MAP）による評価が大切です。

　敗血症患者に対する研究で、MAP 60mmHg以下になったことのある患者において、死亡率の上昇がみられたと報告されています（収縮期血圧と死亡率との関連はみられなかった）[1]。また、動脈圧（arterial blood pressure：ABP）の測定不良は末梢循環不全を意味することが多く、血圧が低くなればなるほど、ABP＜NIBP（non-invasive blood pressure：非侵襲的血圧）となる特性を理解する必要があります[2]。

　動脈圧波形の呼吸性変動は前負荷の指標となり得ますが、CVPの推移をみることは、残念ながら輸液反応性（輸液を行った際の心拍出量の反応）に限れば関連がないことが報告されています[3]。また、CVPと血管内容量の相関係数は0.16と著しく低く、その確率はコインを指で弾くのと同様に不確定なものであるといわれています[4]。

　最近では、輸液反応性の評価には専用の機器を用いて測定する1回心拍出量変動（stroke volume variation：SVV）や脈圧変動（pulse pressure variation：PPV）といった動的指標を用いることや、機器を用いずに行える下肢挙上テストが有用とされています[5]。

（辻本雄大）

引用文献
1. Dunser MW, Takala J, Ulmer H, et al：Arterial blood pressure during early sepsis and outcome. Intensive Care Med 2009；35（7）：1225-1233.
2. Wax DB, Lin HM, Leibowitz AB：Invasive and concomitant notinvasive intraoperative blood pressure monitoring：observed dirrerences in measurements and associated therapeutic interventions. Anesthesiology 2011：115（2）：973-978.
3. Osman D, Ridel C, Ray P, et al：Cardiac filling pressures are not appropriate to predict hemodynamic response to volume challenge 2007. Crit Care Med 2007；35（1）：64-68.
4. Marik PE, Baram M, Vahid B：Does central venous pressure predict fluid responsiveness？ A systematic review of the literature and the tale of seven mares. Chest 2008；134：172-178.
5. 櫻本秀明：モニタリング（循環管理）. Intensive Care Nursing Review 2014；1（1）：56-64.

波形に変動があったら、その場面で何があったのかを振り返る

| 芝田香織 |

　肺動脈カテーテルを使用したときにモニタリングされるSⅴO₂（混合静脈血酸素飽和度）は、全身的な静脈血酸素飽和度をみています。SⅴO₂には、4つの要素（心拍出量、ヘモグロビン、動脈血酸素飽和度、酸素消費量）が関係しています。値の変化をみながらどの要素が関係しているのか考えていくのも大切ですが、図1のように波形に変動があった場合、その場面で何があったのかを振り返り、看護に活かすようにします。

ここが
コツ

SⅴO₂モニタリング装置で波形をチェックし、変動した時間に何が
あったのかを振り返ると、ケアが身体に与える影響がわかるため、
負担を軽減する計画を立てることができる

図1　SⅴO₂波形の変動

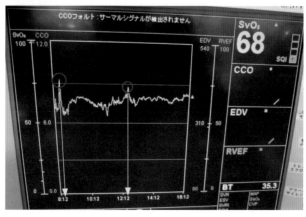

例えば、モニタ画面をスクロールしていくと時間がわかります。波形に変動があったこの時間に、何かケアや処置が行われていないかをみます。吸引や清拭の時間であれば、時間を極力短くする、ケアを続けて行わないなどが計画できるでしょう。

　また、リハビリテーションを行うにあたっても、モニタリングの値がどのように変化をするのか、患者の自覚症状とあわせて評価することができます。

参考文献
1.　服部潤：医師はこのように見ている！呼吸・循環・代謝異常の治療方針と看護師に求めること．重症集中ケア 2007；6（2）：75-82.
2.　道又元裕：根拠でわかる人工呼吸ケアベストプラクティス．照林社，東京，2008.
3.　エドワーズライフサイエンス株式会社：ECCE Edwards Critical Care Education. 2011.

私は こう考える

酸素の需給バランス評価のため、$S\bar{v}O_2$と乳酸をみよう

　$S\bar{v}O_2$では、酸素需要と酸素供給のバランスを評価することができます。スワンガンツカテーテルが必須となるので、酸素供給のうち心拍出量を表すCCO（continuous cardiac output：連続的心拍出量）とCCI（continuous cardiac index：連続的心係数）も測定できます。注意点として、CCO（表示は1分ごと、数値は3〜6分の加重平均による）よりも$S\bar{v}O_2$（表示は2秒ごと）のほうが早期に表示されるため数値の動き方の微妙な違いにも目を向けることが、状態の変化を見抜く1つの指標となります。

　私の経験ですが、心臓外科術後にCCO・CCIは不変で、$S\bar{v}O_2$が低下した症例がありました。酸素消費量の増加、あるいは酸素供給のうち、酸素含量の低下と考えましたが、目立った変化はなく、様子観察しようとした直後（数分の間）に、CCO・CCIも低下し、ショック状態に陥りました（結果的には心タンポナーデによる心拍出量低下でした）。この経験から、測定原理を理解し、それぞれの数値が表示されるタイムラグも加味して$S\bar{v}O_2$を評価しています。

　また、酸素需給バランスが崩れた結果、組織では緊急避難的に酸素を使わない代謝、つまり、嫌気性代謝によりエネルギーを産生して対応し、代謝産物として乳酸が生じます。乳酸は、循環の破綻の指標としてよい指標になるため、$S\bar{v}O_2$と合わせて評価しています[1]。

（辻本雄大）

引用文献
1.　櫻本秀明：モニタリング（循環管理）. Intensive Care Nursing Review 2014；1（1）：56-64.

創傷・褥瘡・
失禁・ストーマケア

術後離開創では、炎症期は褥瘡と同様に、その後は肉芽形成促進の治療法を行う

| 加藤裕子 |

炎症期は感染状態のコントロールを行う

　手術後の創離開は、「創部の血流障害や感染などの局所的な要因」「低栄養や免疫能低下・低酸素など全身的な要因」により発症します。これらの管理がうまくいかないと、創の難治化や、敗血症などの生命にかかわる危険な状態に陥ってしまうことがあります。

　創の離開が起こったら、炎症期には褥瘡管理と同様に、滲出液・膿のドレナージと壊死組織の除去、創部の十分な洗浄を行います（図1）。外用薬は抗菌作用のあるカデキソマー・ヨウ素（カデックス®軟膏）などを使用し、フィルムなどで閉鎖せずガーゼによる管理を行います。滲出液による周囲の皮膚トラブル予防のため、周囲皮膚の洗浄と皮膚被膜剤などによる保護も行うようにします。

図1 術後離開創のケア方法と経過

炎症期	1週間後	さらに2週間後
創の清浄化をはかる	局所陰圧閉鎖療法開始	外用薬を使用して在宅へ

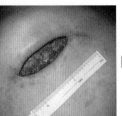 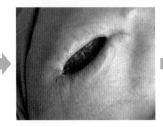 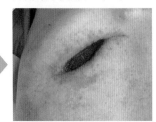

Part
6
創傷・褥瘡・失禁・ストーマケア ● 創傷

> **コツ**
> 術後離開創では、「ドレナージ・壊死組織除去」「十分な洗浄」を
> 実施すると、「創の難治化」「生命にかかわる状態」などを
> 防止できる

壊死組織の除去後は、肉芽形成を促進する治療法に移行

　感染がコントロールされ、壊死組織がほとんどなくなれば、肉芽形成促進の治療法に変更します。局所陰圧閉鎖療法治療システムを利用した治療は肉芽形成および創収縮に効果があり、4週間まで継続して行うことが可能です。創部全体が良性肉芽で覆われ、滲出液が減少すれば局所陰圧閉鎖療法を中止し、局所麻酔下で再縫合を行うか、肉芽形成作用のある外用薬（プロスタンディン®軟膏やフィブラスト®スプレーなど）に変更して引き続き管理を行うことで、創はスムーズに治癒します。

参考文献
1. 広部誠一：難治性手術創の管理. 溝上祐子 編著, これからの創傷管理. メディカ出版, 大阪, 2002：108-121.
2. 内藤亜由美, 仲野明, 松尾憲一, 他：術後離開創周囲のスキントラブル. 内藤亜由美, 安部正敏 編, スキントラブルケアパーフェクトガイド. 学研メディカル秀潤社, 東京, 2013：136-142.
3. 桑原靖, 市岡滋：局所陰圧閉鎖療法（NPWT）. 真田弘美, 大浦紀彦, 溝上祐子, 他 編, ナースのためのアドバンスド創傷ケア. 照林社, 東京, 2012：255-263.

COLUMN

MDRPU（医療関連機器圧迫創傷）

　MDRPUは人工呼吸器などの重症患者に使用される医療機器による損傷だけでなく、ギプス、点滴、酸素マスクなど、一般病棟で日常的に使用している医療機器での創傷も含まれます。医療機器を装着することにより皮膚が局所的な外力を受けて発生するため、医療機器の使用を中止することが最もよいのですが、治療上必要であれば中止はできません。

　MDRPUの原因には浮腫や低栄養といった個体要因、スキンケアなどのケア要因、そして医療機器のサイズや形状の不一致といった機器要因の3つがあると考えられています。MDRPUも栄養改善やスキンケアなど褥瘡と同様に予防的介入が重要ですが、3つめの要因である医療機器の正しい取り扱い技術を習得することも必要です。適切なサイズ、形状の選択、適切な装着など医療機器に精通することが予防の第一歩です。

（露木菜緒）

私は**こう考える**

創の程度を判断し、適切な管理を行う

　手術後の創部感染（surgical site infection：SSI）はCDCガイドラインで診断基準、創部の深さの分類が定義されています。これによりSSIかどうか、どのような状態にあるのか的確に創を判断し、創傷管理を行っていく必要があります。

①創部のアセスメント
　創部の程度については、「DESIGN-R®2020」で以下のように評価を行います。
- ●深さ（D）・大きさ（S）：皮膚または皮下組織に限定（表層SSI）、筋膜および筋層（深部SSI）
- ●滲出液の性状（E）：色（漿液性・血性・膿状）・臭い（悪臭の有無）・量（ドレッシング材交換の頻度）
- ●炎症/感染徴候（I）：「熱感」「疼痛」「発赤」「腫脹」「発熱」の有無
- ●肉芽組織（G）・壊死組織（N）：肉芽組織・壊死組織の有無と性状、壊死状態の占める割合
- ●ポケット（P）：ポケットの大きさ、深さ（存在する場合のみ）

②毎日のケアの見直し
　創傷治癒遅延を起こす原因には、バイオフィルムが関与しています。バイオフィルム、壊死組織や異物などの除去、残存する細菌を対処し再形成を防ぐことで、創傷治癒を促進するという考え方「創傷衛生（wound hygiene concept）」が提唱されています。wound hygieneは以下の4つのステップからなります[1]。これらを参考に、毎日の処置を見直す必要があります。
① 洗浄：界面活性剤（石けん）を使用し、創部や創周囲の皮膚を洗浄します。痛みの程度によりますが、ガーゼなどを使用して創縁の擦り洗いを行い、バイオフィルムを取り除きます。
② デブリードマン：被覆材を交換するたびに、壊死組織、スラフ、バイオフィルムの除去を行います。
③ 創縁の新鮮化：壊死したり、痂疲化したり、突き出している創縁を取り除き、バイオフィルムが隠れている可能性があるものを取り除き、周囲の上皮化を促します。
④ 創傷の被覆：抗バイオフィルムおよび抗菌性の創傷被覆材を使用して、バイオフィルムの再成長を防止、または遅延させながら残留バイオフィルムに対処します。

③創傷の管理
　TIMEコンセプトに基づいた創傷ケアを行います。基本は洗浄です。十分な量の水を用いて行います（深さが臓器に達していない場合は微温等やシャワーで行う）。
① T（Tissue：組織）：壊死組織の除去、壊死組織の状態に合わせた抗菌剤入り軟膏治療
② I（Infection/Inflammation：感染/炎症）：感染創の除去、抗菌薬入り軟膏
③ M（Moisture：湿潤）：①、②の改善があれば、ドレッシング材や局所陰圧閉鎖療法を開始
④ E（Edge of wound：創辺縁）：ポケットの除去　　　　　　　　　　　　（**丹波光子**）

引用文献
1. Murphy C, Atkin L, Swanson T, et al：International consensus document. Defying hard-to-heal wounds with an early antibiofilm intervention strategy：wound hygiene. J Wound Care 2020；29（Suppl 3b）：S1-S26.
　（日本語訳）市岡滋, 真田弘美, 館正弘, 他：早期の抗バイオフィルム介入戦略で難治性創傷を克服する：Wound hygiene/創傷衛生. コンバテック ジャパン, 東京, 2020.

ストーマ周囲皮膚障害では、原因に応じて適切なスキンケアを行う

| 加藤裕子 |

皮膚障害の「部位」を観察し、発生原因に応じて対応する

　ストーマ周囲に皮膚障害を認めた場合は、その障害の「部位」「範囲」「程度」「種類」を観察します。このうち部位については、ストーマ近接部か皮膚保護剤貼付部か、皮膚保護剤貼付部外の皮膚全体に起こっているのかを見ます（図1）。

　ストーマ周囲皮膚障害の原因には、表1のようなものがあります。皮膚障害が生じている原因を突き止めて除去することが先決となります。

　化学的刺激が原因となっている場合には、排泄物が皮膚へ付着しないよう適切なケアと装具選択を行うことが必要です。

図1　ストーマ周囲皮膚障害発生時の観察ポイントとケア方法

皮膚障害部位の確認

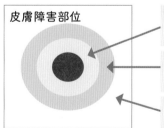

皮膚障害部位

ストーマ近接部
：排泄物による汚染など

皮膚保護剤貼付部
：皮膚保護剤や発汗など

皮膚保護剤貼付部外
：テープ、ベルト、皮膚疾患など

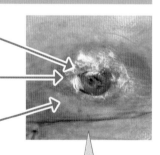

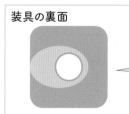

装具の裏面

装具の裏面と皮膚障害部位を見比べ、「排泄物のもぐり込み」「テープ・皮膚保護剤の溶解」などが障害部位に当たっていないか確認する

びらんや表皮剥離がある場合は、粉状皮膚保護剤を薄く散布してから装具を貼付する

表1 ストーマ周囲皮膚障害の原因

①排泄物や皮膚保護剤成分による化学的原因
②テープや剥離刺激等による物理的原因
③発汗や細菌繁殖等による生理学的原因
④アレルギー等による医学的原因

> どの原因が該当するかを判断して、除去することが対応の第一歩

　テープや剥離刺激による皮膚障害の場合には、テープなしの装具への変更や皮膚被膜剤、剥離剤を使用します。

　発汗が原因となっている場合や皮膚保護剤貼付部に皮膚障害を生じている場合には、交換間隔の短縮、親水性ポリマーを多く含む短期交換の装具への変更などで対処します。

　ストーマ袋部分に皮膚障害が起こっている場合には、袋が直接皮膚へ当たらないようカバー等を使用して汗が吸収できるようにします。アレルギー等を生じている場合は、皮膚科の専門的な診察を受けるようにしましょう。

　びらんを生じている場合は、原因を除去するとともに、粉状皮膚保護剤をびらん部へ散布し、余分な粉を払い落としてから装具を貼付するとよいでしょう。粉状皮膚保護剤を使用すると剥がれやすくなるため、少し早めの装具交換日を設定しておきます。

ここが コツ
適切でない対処を選択してしまうと、治癒が遅れる恐れがある

参考文献
1. 佐内結美子：ストーマ周囲皮膚障害とその対策. ストーマリハビリテーション講習会実行委員会編,ストーマリハビリテーション実践と理論. 金原出版, 東京, 2006：258-262.
2. 日本創傷・オストミー・失禁管理学会学術教育委員会 編：ABCD-Stoma®ケアに基づくベーシック　スキンケア ABCD-Stoma®ケア. 照林社, 東京, 2014.

　ストーマ周囲皮膚に障害が発生した場合は、どの部位にどのような皮膚障害が発生したのかアセスメントして、皮膚障害の原因を明らかにして、ケアしていくことが必要です。

①しわなどの**皮膚表面の凹凸に注意して観察する**

　障害部位の観察において、はじめに患者の腹壁の状態を、仰臥位だけではなく座位や立位での変化も観察します。しわやストーマ周囲の陥凹がある場合は装具を凸面に、または練状皮膚保護材を使用して腹壁を平面にすることが必要です。

②"予防のポイント"に注意して定期的な介入を行う

　皮膚トラブルの予防には次の点に注意します。
- 装具交換時の剥離刺激（剥離剤の使用や、皮膚を押さえながら愛護的に剥がす）
- スキンケア（石けんを泡立てる・洗浄剤の使用）
- テープ装着部位への皮膚被膜剤の使用やストーマ袋へのカバー使用
- サイズ（ストーマより5mm程度大きくカット、手術直後は大きめにカット）
- 定期的な交換（装具を剥がした後の保護材の観察、装具の溶解や膨潤が大きい場合は早めに交換する）

③ABCD-Stoma®

　ストーマ周囲皮膚を点数化して評価することで、改善の程度や全員が統一した評価ができます。ABCD-Stoma®を用いて採点した結果をもとに、チェックシートを使用してトラブルの原因の特定と、必要なスキンケア方法を導き出します。

　ABCD-Stoma®は、皮膚障害の重症度を部位と程度・色調の変化の有無によって評価するスケールです。皮膚障害部位「近接部（Adjacent）」「皮膚保護剤貼付部（Barrier）」「皮膚保護剤貼付部外（Circumscribing）」（本文図1）と「色調変化（Discoloration）」の頭文字をとって名付けられ、以下のように評価します。
- 皮膚障害部位A、B、Cの各部位ごとに、障害の程度を5段階で評価
- 障害なしは「0点」、紅斑は「1点」、びらんは「2点」、水疱・嚢疱は「3点」、潰瘍・組織増大は「15点」とします。
- 同部位に程度の異なる皮膚障害が混在する場合は、障害の範囲にかかわらず最も得点の高い障害の程度を採択します。
- Cの範囲がない場合は評価できないため、「障害なし」とします。
- 紅斑、びらん、水疱・嚢疱は急性の病態を示し、潰瘍・組織増大は慢性の病態を示します。
- 色素沈着なしは「0」、色素沈着ありは「DP」、色素脱失ありは「DH」とします。
- 合計点数を算出

　A、B、Cの3部位の得点を合算します。合計点数は0〜45点で、点数が高いほど重症です。「AOBOCO：O（点）DO」と表記します。

（丹波光子）

便失禁時は、発赤を生じる前に軟膏などで皮膚保護を行い、汚れを取る

│ 加藤裕子 │

便失禁による皮膚障害は、特に下痢便である場合は消化酵素を多く含むアルカリ性の刺激が皮膚に加わるため、容易に発赤やびらんを生じます。また、排泄物を拭き取る物理的刺激によっても皮膚障害は悪化してしまいます。排泄物からの刺激を最小限にし、皮膚障害を予防します。

発赤発生の前から油性軟膏で皮膚を保護する

皮膚の表面は、通常、皮脂膜に覆われており、皮脂膜のバリア機能によって刺激物が付着しても皮膚障害を起こしにくくなっています。しかし、おむつの使用や排泄物の持続的な付着、拭き取り時の摩擦などにより皮膚が脆弱になり皮膚障害が発生します。便失禁が起こった際には、発赤を生じる前から予防的に皮膚保護を行う必要があります。皮膚保護にはワセリンやアズノール®、亜鉛華軟膏などの油性軟膏を塗布し、皮膚への排泄物の付着を防ぎます（図1）。

汚れは、できるだけ皮膚を擦らないように軟膏とともにつまみ取り、軟膏が取れた部分は塗り足すようにします。汚れはきれいに洗いたくなりますが、刺激を最小限にするために、石けんは1日1回程度の使用とし、擦らないようにします。

ここが
コツ

排泄物からの刺激を最小限にとどめ、皮膚障害を予防できる

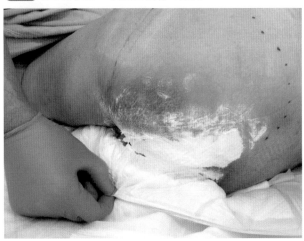

図1 肛門周囲への油性軟膏の塗布

- 皮膚の色が見えないくらい厚めに軟膏を塗布する
- びらんがある場合は粉状皮膚保護剤を先に散布する
- 便汚染した場合は軟膏とともに汚れをつまみ取る

びらんが生じた際は、粉状皮膚保護剤と油性軟膏を組み合わせて使用する

　びらんを生じてしまった場合は、滲出液によって軟膏が皮膚に付着しにくいため、びらん部にストーマ用の粉状皮膚保護剤を散布し、その上から油性軟膏を塗布、または粉状皮膚保護剤と油性軟膏を混ぜて塗布するとよいでしょう。

　同時に下痢の原因についてアセスメントし、排便コントロールができるよう主治医と相談することが必要です。

患者の皮膚を取り巻く"トラブルの要因"をアセスメントする

　排泄物による皮膚炎を、失禁関連皮膚炎（incontinence-associated dermatitis：IAD）といい、排泄物（尿または便、あるいはその両方）が、長時間もしくは繰り返し皮膚に接触することで発生する皮膚炎です。IADになると、皮膚表面に発赤やびらん、潰瘍などがみられるようになります。IADを予防するには、「皮膚の状態・排泄物タイプの把握」はもちろん、「適切なおむつの選択・使用」や「スキンケア」が大切です。

　便失禁による皮膚障害予防のために、以下の検討を行います。
①便失禁発生要因をアセスメント（下痢が頻繁に生じる際の要因の検討）
　：便失禁の原因（細菌の有無）、便の性状、回数、栄養方法
②予防のためのスキンケア用品の検討
　：撥水性軟膏、皮膚被膜剤、保湿剤など
③用具の検討
　：下痢便の場合：軟便に対応したパッド、失禁用専門綿、便失禁システムの活用

　また、皮膚障害が発生した場合の対応は以下の通りです。
　1．洗浄は1日1回とし、軟膏は油性のもので拭き取る
　2．粉状皮膚保護剤を塗布後、亜鉛華軟膏を厚めに塗布する
　3．排便後はつまみ取るようにする
　4．失禁用品を組み合わせて使用する

　おむつの内側の環境は、汗や尿・便失禁による過度の湿潤状態にあります。それに加え「化学的刺激」「物理的刺激」「細菌感染」「脆弱な皮膚」など、1つの要因だけでなく、さまざまな要因が重なって皮膚トラブルが発生します（図2）。そのため、皮膚トラブル発生時は、要因をそれぞれアセスメントしてケアしていく必要があります。

（丹波光子）

図2　失禁による皮膚トラブルの原因

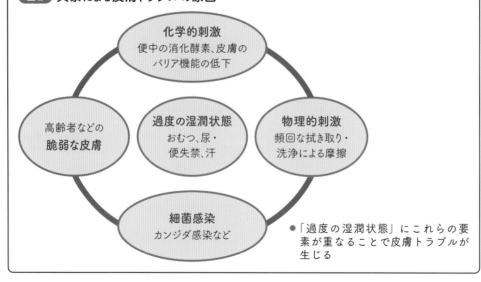

化学的刺激
便中の消化酵素、皮膚の
バリア機能の低下

高齢者などの
脆弱な皮膚

過度の湿潤状態
おむつ、尿・
便失禁、汗

物理的刺激
頻回な拭き取り・
洗浄による摩擦

細菌感染
カンジダ感染など

●「過度の湿潤状態」にこれらの要素が重なることで皮膚トラブルが生じる

おむつを当てるときは
おむつの中心と体の中心を合わせ漏れないようにする

| 加藤裕子 |

パッドの"重ねづかい"は不快感ばかりで意味がない

おむつからの尿漏れを防止するために、パッドを重ねているのを見かけることがありますが、パッドの裏面は防水加工されており、防水シートを越えての吸収はできないため、重ねても吸収力が増えることはありません。

また、何の配慮もせずにおむつを当てると股関節の動きを妨げてしまう場合が多く、不快感が強くなります。漏れを防止し、快適に過ごしてもらうためには適切なおむつフィッティングを行うことが大切です。

おむつのサイズは、テープ式ではヒップサイズ、パンツ式ではウエストサイズを基本として選択します。おむつフィッティングは、まずおむつの中心と体の中心を合わせます。股関節の動きを妨げないよう鼠径部に沿わせ、ギャザーを立てるようにします。足側のテープは斜め上方向に留め、頭側のテープは斜め下方向に留めると足回りがしっかりとフィットし、腹部はきつく締めつけられることはありません。

パッドは、できるだけおむつと同じメーカーのものを使用するようにし、尿量や交換間隔によって大きさを変更します。パッドの端は、必ず外側のおむつのギャザーの中に入れ込んでおきます。ギャザーを立てて身体に沿わせているため、脇漏れを防止する効果があります（図1）。

ここが
コツ

鼠径部に沿わせ、股関節の動きを妨げないようにしてギャザーを立てる。おむつは、足側のテープを先に斜め上に、次に頭側のテープを斜め下に留める

図1 おむつの当て方のコツ

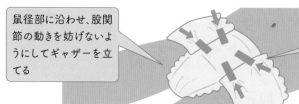

鼠径部に沿わせ、股関節の動きを妨げないようにしてギャザーを立てる

おむつは、足側のテープを先に斜め上、次に頭側のテープを斜め下に留める

参考文献
1. 渡邉順子：適切なおむつの選択と使用法. WOC Nursing 2014；2（8）：32-40.

私はこう考える

どの製品の使用にあたっても、基本に即して患者に当てる

　おむつ・パッドにはさまざまな種類があります。患者のADLや体形、失禁量に合わせて選択します。パッドの使用は、褥瘡予防や違和感の点で避けることが必要ですが、使用する場合は本文中で述べられている点（「パッドのメーカー選択」や「ギャザーの使い方」）に注意します。パッドの重ねづけは脇漏れの原因になります。また、陰部に接触するおむつの部分を、男性の場合は谷折りにし、女性の場合は山折りにして皮膚に密着させることも必要です（図2）。

（丹波光子）

図2 おむつの"谷折り"と"山折り"

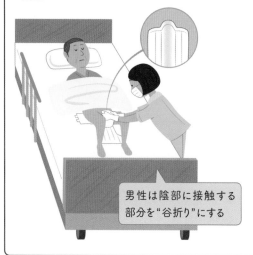

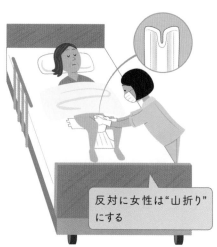

男性は陰部に接触する部分を"谷折り"にする

反対に女性は"山折り"にする

露木菜緒

膀胱留置カテーテル挿入患者の陰部ケアはこう行う

ガイドラインからみる陰部ケア

膀胱留置カテーテル挿入中の患者は、カテーテル関連尿路感染症（catheter associated urinary tract infection：CAUTI）予防のために日常的な衛生管理が必要であり、施設のプロトコルや手順に従い、少なくとも1日1回、または必要に応じて陰部ケアを実施することが各ガイドラインで推奨されています[1,2]。そのため、膀胱留置カテーテル挿入中の患者には、基本的に毎日陰部洗浄を実施します。

陰部洗浄の問題点

陰部洗浄は一般的に微温湯と洗浄料を使用して行われますが、以下のような問題点があります。

①皮膚障害

石けんで洗浄した皮膚は皮脂膜が損なわれ、水分が蒸発しやすくなり乾燥します。乾燥した皮膚は、掻痒感、擦過傷、発赤・発疹などを形成します。また、おむつによる高温多湿によって皮膚が浸軟すると、新たな皮膚損傷が起こります。これらの皮膚障害を予防するためには、保湿剤の塗布が必要です。

②陰部洗浄に要する時間の長さ

陰部洗浄は、準備、ケア、後片付けまで含めると、30分程度の時間を要するといわれています。また、洗浄に使用する物品の多さも時間を要する原因になっています。

③洗浄ボトルの感染リスク

陰部洗浄に使用する洗浄ボトルは蛇腹部分があるものが多く、先端のキャップも含め汚染が残りやすく、また、洗っても乾燥が不十分になりやすい形状です。これを多患者に使い回すことで、感染伝播のリスクがあります。

陰部ケアの工夫

　陰部のケアに特化した清拭用ワイプシート（図1）による清拭は、陰部洗浄の諸問題を解決しました。これは、尿道留置カテーテル使用中の患者の、毎日の陰部の保清ケアのために開発されたものです。界面活性剤と保湿剤を含んでいるため一般的なウェットティッシュより汚れが落ちやすく、保湿効果も期待できます。アルコールなどの消毒成分は含まれないため、アルコールが使用禁止の患者にも使用できます。1袋にシート5枚入りとなっていますので1回のケアで使い切ることができ、水を介さないことから感染リスクも少なく、ケア時間も短縮され、従来の陰部洗浄の問題を解決することができます。本製品を使用することで、陰部ケアが楽になったとの声が聞かれています。

図1 **陰部清拭に特化したワイプシート**

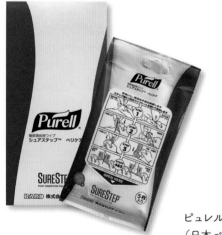

ピュレル®シュアステップ™ペリケア
（日本ベクトン・ディッキンソン株式会社）

引用文献
1. Gould CV, Umscheid CA, Agarwal RK, et al : HICPAC Guideline for Prevention of Catheter-Associated Urinary Tract Infections. Center for Disease Control, 2009.
2. Streamlined Evidence-Based RN Tool : Catheter Associated Urinary Tract Infection (CAUTI) Prevention, American Nurses Association. 2015.

表皮剥離、びらんなど軽度の褥瘡を発見したら「体圧管理」「摩擦・ずれ予防対策」を行う

| 加藤裕子 |

　表皮剥離や水疱など軽度の褥瘡を発見したときは、発生要因をアセスメントし、体圧管理や摩擦・ずれ予防対策などを十分に行うことが先決です。

　褥瘡の発生直後の急性期は、褥瘡の状態が変化しやすく、数日間創傷被覆材を貼付したまま観察していないと急激な悪化が起こることもありますので、こまめな観察が必要です。

表皮剥離・びらんの場合は、創に固着しないドレッシング材や油性軟膏を使用する

　表皮剥離やびらんの場合、透明なフィルムドレッシング材または創に固着しないハイドロポリマーなどのドレッシング材を貼付して毎日経過を観察するか、ガーゼが固着しないよう油性軟膏を多めに塗布します。

　1〜2週間観察しても感染や悪化がなければ、数日間被覆するハイドロコロイドドレッシング材などの処置に変更しても支障ありません。

水疱の場合は、不織布のガーゼやフィルムドレッシング材で被覆する

　水疱形成が起こった場合は水疱をつぶさないよう保護するために、やわらかい不織布などのガーゼや透明のフィルムドレッシング材で被覆します（図1）。途中で水疱の内容物が緊満してきたら、フィルムドレッシング材を剥がさず、その上から注射針などで穴を開けて内容物を吸引し、穴の部分だけを再びフィルム材で覆っておきます。万が一水疱が破れてしまったときは、破れてしまった表皮を取り除き、表皮剥離時に準じたケアを行います。

ここが

コツ

褥瘡の悪化を防ぐため、水疱の上からガーゼや

透明のフィルムドレッシング材で覆う

図1 水疱形成時のケア方法

発生直後

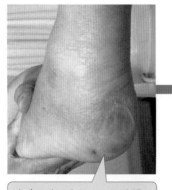

水疱の上からガーゼや透明の
フィルムドレッシング材で覆う

2週間後

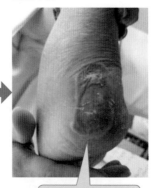

感染や悪化はなく、
上皮形成

参考文献
1. 福井基成：急性期褥瘡とその治療. 宮地良樹, 真田弘美 編著, よくわかって役に立つ新・褥瘡のすべて. 永井書店, 大阪；2006：166.
2. 安部正敏：褥瘡の局所治療 浅い褥瘡のとき. 宮地良樹, 溝上祐子 編, 褥瘡治療・ケアトータルガイド, 照林社, 東京；2009：135-137.
3. 日本褥瘡学会教育委員会ガイドライン改定委員会：褥瘡予防・管理ガイドライン第4版. 日本褥瘡学会誌 2015；17（4）：493.

私はこう考える

DTI（深部組織損傷）である場合も疑ってアセスメントを行う

①体圧の管理
　まずは体圧分散寝具やシーツのはり、体位変換状況を確認しましょう。

②創傷被覆材の選択
　軽度の褥瘡（DESIGN-R®2020：d1〈持続する発赤〉、d2〈真皮までの損傷〉）は、創面の保護ができ毎日観察できるもの、表皮剥離した場合は適度な湿潤環境を維持する創傷被覆材、ポリウレタンフィルムの使用が推奨されています。ポリウレタンフィルムは摩擦も予防できます。予防的被覆材も出ているので、ずれや摩擦が考えられる場合は積極的に使用していきます。また、疼痛がある場合や滲出液の量、褥瘡初期には軽度と思われて褥瘡の経過で悪化するDTI（deep tissue injury：深部損傷褥瘡）もあるため、患者の状態・創部の状態をアセスメントし創傷被覆材や軟膏を選択する必要があります。

（丹波光子）

食事介助・摂食嚥下
リハビリテーション

嚥下反射が困難な場合は
「リクライニング位」をとる

| 中村みゆき |

食事摂取時、すべての人が座位をとるとは限らない

　摂食嚥下障害患者にとって食事を摂取する際の姿勢は、誤嚥の予防・軽減のために重要です。体位が安定しない、もしくは崩れたまま摂食することは誤嚥にもつながります。食事の姿勢と聞くと「座って食べる」ことと思いがちです。しかし、すべての人にとって「座って食べる」ことが安全とは限りません。嚥下機能の評価とその状態に応じた姿勢調整は、食事の形態を工夫することと同様、代償的方法として有効です。

　姿勢調整法には「体幹の調整」と「頭頸部の調整」があり、現場では組み合わせながら行っていることが多いです。

嚥下のしやすさと誤嚥リスクのバランスから
姿勢を検討する

　リクライニング位は気道が上、食道が下になるため、食塊が通過する際に気道に入りにくくなります（図1）。また、体幹が後方に傾くため、食物は咽頭後壁をつたってゆっくりと流れていきます。リクライニング位は、以下の患者が対象になります。

- ● 嚥下反射が遅れる
- ● 咽頭に残留したものを嚥下後に誤嚥する
- ● 口腔から咽頭へ送り込むことが困難

コツ

リクライニング位は、「嚥下反射が遅れる」「食塊の送り込みが困難」などの患者に対して、安全な嚥下を可能にできる

図1 リクライニング位における適切な姿勢

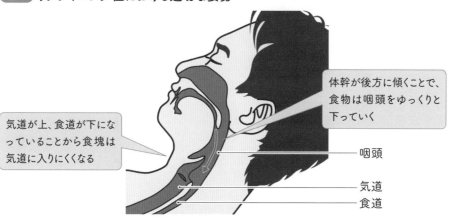

体幹が後方に傾くことで、食物は咽頭をゆっくりと下っていく

気道が上、食道が下になっていることから食塊は気道に入りにくくなる

咽頭

気道

食道

図2 ベッドでのリクライニング姿勢のポイント

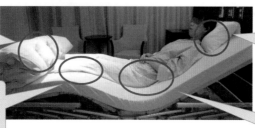

足底に布団やクッションが当たるよう調整する

頸部が伸展しないよう枕を入れる(ただし頸部が前屈しすぎないよう注意する)

下肢とベッドの接地面が浮く場合は、バスタオルやクッションを使用し、浮かないようにする

ベッドの曲がるところと腰の位置を合わせる

　実施の際は、リクライニングが可能なベッドや車椅子を使用して体位をとります。主なポイントを図2〜3に示します。ただし、リクライニング位は長時間経過すると「ずり下がりやすくなる」「頸部が伸展しやすい」ことがあるため注意が必要です。

　なお、リクライニング位は30度くらいの低い角度のほうが誤嚥しにくいですが、水分は口腔内をすばやく流れるため、「舌運動の低下」「嚥下反射惹起遅延」がある場合には、誤嚥に対するリスクから摂取することが困難となります。そのため、嚥下状態を評価したうえで姿勢や角度を選択し、かかわる人々が常に統一した介入を行えるように情報を共有することも必要です。

図3 車椅子でのリクライニングの注意ポイント

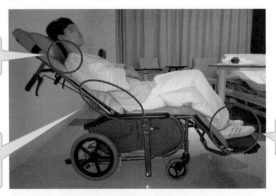

頸部は軽く前屈させる

車椅子の曲がるところと腰の位置をあわせる

フットサポートに足底をつける

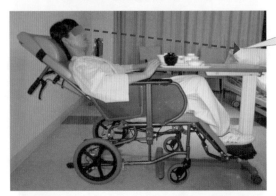

視線の先に食器が入らない状態

● 30度のリクライニング位は誤嚥の予防に有効。ただし、この状態では食事の内容が見えないため、見えるように台を下に入れて斜めにすることで自食が可能となる。しかし、食べようとして起き上がってしまうなどリクライニング位が保てない場合は、食事の介助を要する

誤嚥を防ぐために
顎を引く姿勢になるよう調整する

| 中村みゆき |

誤嚥予防姿勢の基本

　誤嚥予防のためには基本的に顎を引く姿勢をとります。このとき、下顎と胸の間を3〜4横指分程度あけるようにします（図1）。

　ベッド上やリクライニング車椅子では、枕を使用して姿勢を調整します。座位ではこの基本姿勢が取れているか確認し、顎が上がってしまう場合には頸部を支えられる体位がとれる場所（ベッドやリクライニング車椅子、頸部が保持できる車椅子等）を選択し、移動します。

図1　基本的な誤嚥予防の姿勢（患者役はスタッフ）

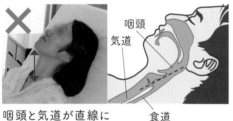

咽頭と気道が直線に
なるため、誤嚥しやすい

咽頭
気道
食道

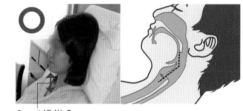

3〜4横指分

ここが

コツ

下顎と胸の間を3〜4横指分あけて、

咽頭から気道に角度をつけると誤嚥を予防できる

障害別の誤嚥予防姿勢のアイデア

①麻痺がある場合

　傾く側の体幹と車椅子の間にクッションを入れるようにします。また、幅のあるテーブルを使用し、肘をつけることでも安定するようになります。

②円背の場合

　リクライニング位にし（45〜60度の角度をつけ、背中にクッションを入れる）、さらにズレ予防のために座面に角度をつけると長時間でも安定して姿勢を保つことができます。

＊

　姿勢が安定すると疲労感も少なくなり、誤嚥のリスクも軽減します。「麻痺がある」「円背がある」など、ポジショニングに困る際は理学療法士に相談することも一つの方法です。

　なお、姿勢をきちんと調整しても食事介助の方法を誤ってしまうと頸部が伸展してしまいますから、注意が必要です（図2）。

図2　基本的な食事介助姿勢

✕ 誤った介助姿勢	⭕ 正しい介助姿勢
● 介助者が立って介助すると、患者は見上げることになり、顎が上がってしまう	● 食事介助の際は、患者の目線の高さで行うようにする

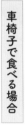

車椅子で食べる場合

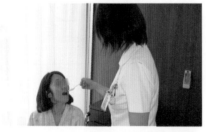
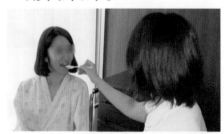

ベッド上で食べる場合

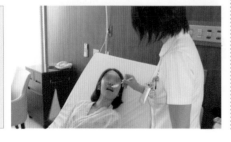
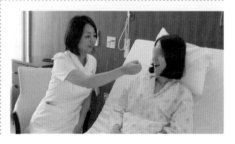

摂食姿勢も大切なケアの一つ。コンディションよく臨めるように調整を行う

　食事の姿勢が安定しないと体が過度に緊張し、徐々に姿勢が崩れて誤嚥してしまうことがあります。

　また、食前の長時間の座位・入浴・リハビリテーションなどでの疲労も、さらに姿勢を崩す原因になります。食事にベストコンディションで臨めるよう、各職種との時間調整も大切です。患者の体格はさまざまで、姿勢のつくり方も一人一人違います。さらに、病院や施設などでは食事訓練をする側もそのつど代わってしまいます。全員が統一して同じ方法で同じ姿勢づくりができるように、倫理的配慮を行ったうえで、実際に写真を撮るなどして情報を共有することも1つの工夫です。

（内川由香）

参考文献
1. 小山珠美 監修, 東名厚木病院 摂食・嚥下チーム：早期経口摂取実現とQOLのための摂食・嚥下リハビリテーション. メディカルレビュー社, 大阪, 2010.
2. 迫田綾子 編著：図解 ナース必携 誤嚥を防ぐポジショニングと食事ケア. 三輪書店, 東京, 2013.

COLUMN

オーラルフレイル

　オーラルフレイルとは、口腔（歯や歯茎、舌、唇など）の機能低下によって生じる身体的・機能的・栄養状態の悪化を指します。口に関するささいな衰えを放置し、適切な対応を行わないままにすることで、口の機能低下、食べる機能の障害、さらには心身の機能低下につながります。具体的には歯が抜ける、咀嚼力が低下することで肉などの硬いものを摂取できなくなり、栄養の偏りが生じ、筋肉量の減少や低栄養に陥ってしまいます。高齢者や認知症患者、慢性疾患を抱える患者やがん治療中の患者などに多く見られます。つまり、オーラルフレイルは低栄養の原因であり、筋力や筋肉量の減少、体重減少といった悪循環（フレイル・サイクル）の原因の1つになります。オーラルフレイルを予防するには、定期的な歯科検診と正しい口腔ケアの実施、バランスの取れた食習慣と運動習慣、禁煙などが必要になります。

（清水孝宏）

食事を安全に自己摂取するために座位を安定させる

中村みゆき

　座位は食事が見やすく、自己摂取しやすい姿勢です。一方で、体幹の支持性が必要となることや、解剖学的に気道が前、食道が後ろになり、重力の影響で気道に落ちやすくなる（＝誤嚥しやすくなる）ため、注意していく必要があります。座位を安定させるためのポイントを図1に示しました。

ここが

コツ

姿勢のくずれは誤嚥につながるので、座位が可能な耐久性があるか検討することも大切

図1 車椅子での座位を安定させるポイント

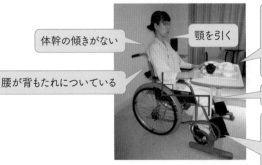

体幹の傾きがない

顎を引く

腰が背もたれについている

テーブルの高さは肩を下ろした状態で肘が台の上につく程度に設定する（麻痺がある場合は上肢をテーブルに乗せる）

股関節と膝関節が90度

足底を床につける（できればフットサポートではなく、床に足をつける）

安楽に座るための工夫（写真は一例）

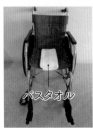

バスタオル

- 車椅子は移動することを目的に作られており、座面の安定性は優先されていない
- 座面に生じるたわみをカバーするため、たわみやすい中央にバスタオルを置く
- 厚みや幅は、患者の体型に合わせて変更する

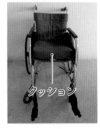

クッション

- クッションを入れることも有効だが、座面が高くなることから、小柄な患者は足底がつかなくなることもあるため注意する

誤嚥の恐れは、むせ以外からも予測する

| 中村みゆき |

　むせは気道防御反射であり、けっして「むせないから安心」「誤嚥をしていない」とは言い切れません。むせない、または遅れて咳が出る状態は、不顕性誤嚥の恐れもあります。

　24時間患者のそばでケアや観察をしている看護師は、むせ以外の徴候を見逃さず対応できる強みがあります。声質や呼吸状態、夜間の咳や痰の量、微熱が続くなど、食事以外の場面に徴候が現れていることもあります（図1）。

　また、肺炎を繰り返す患者はリスクが高いほか、脳血管障害や呼吸器疾患など既往歴からリスクを予測することも重要です。

ここが
コツ

むせ以外の"ちょっとおかしい"という徴候を見逃さない

図1 　不顕性誤嚥を見逃さないためのポイント

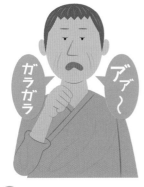

ガラガラ　アァ〜

❶ 声質に変化がある

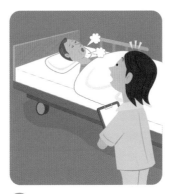

❷ 夜間に咳や痰の量が増えた

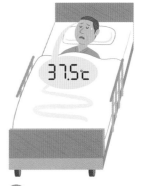

37.5℃

❸ 微熱が続いている

"咳"に対する配慮を行う

　臨床でときどき聞かれるのが、「まわりに申しわけなくて咳をすることをがまんしていた」という声です。

　人間は、咳をすることで誤って気管に入った食べものや痰などの異物を吹き飛ばし、誤嚥を防いでいます。周囲に気がねして咳をがまんしていないか、患者からエピソードを確認することも大切です。

　その際、「がまんせずにティッシュに向かってしっかり咳をしてください」と指導していきます。あわせて、食事の座席の配置などに配慮が行えるとさらによいでしょう。

（内川由香）

咳嗽のメカニズムと鎮咳薬

　咳嗽反射とは、気道内に侵入した異物などの刺激に対し、肺内の空気を一気に流出させ異物を除去する反射です。鼻腔や咽喉頭、気管支、肺などの粘膜にある咳受容体が刺激されると、求心性神経（三叉神経、舌咽神経、上喉頭神経、迷走神経、横隔神経）を介して延髄の咳中枢に刺激が伝えられます。咳中枢に伝えられた刺激は、遠心性神経（横隔神経、迷走神経、肋間神経、下咽頭神経、腹壁筋支配神経）を介して各部位へ伝えられ、声門の閉鎖、呼気筋群の収縮により咳を起こします。咳を抑える鎮咳薬には、中枢性鎮咳薬と末梢性鎮咳薬の2種類があります。中枢性鎮咳薬は、咳中枢の興奮を抑えて咳反射を抑制します。末梢性鎮咳薬は、気道粘膜の求心性の刺激を抑制します。中枢性鎮咳薬には麻薬性中枢性鎮咳薬と非麻薬性鎮咳薬があり、前者がコデインやジヒドロコデインで、後者がデキストロメトルファン（メジコン®）やジメモルファンリン（アストミン®）です。末梢性鎮咳薬は、去痰薬、気管支拡張薬（β刺激薬、キサンチン類等）、漢方薬（麦門冬湯、小青竜湯等）、エフェドリン配合剤などが該当します。

（清水孝宏）

嚥下機能の向上のために、間接訓練は日常ケアの中に取り入れて行う

| 中村みゆき |

摂食嚥下リハビリテーションには、食物を用いない「間接訓練」と食物を用いる「直接訓練」があります。間接訓練には、強化したい部位に応じた訓練があり、方法も多岐にわたります。必要な訓練をすべて行うことが理想ですが、困難な場合は口腔ケアの時間を活用し、取り入れていくとよいでしょう。今回は一例を紹介します（図1〜2）。

私たちが運動するときと同じように、効果的に筋肉を動かしていくためには準備が必要です。これらのコツを実践することで、食事に必要な筋群の柔軟性が高まり、さらに他の間接訓練ないしは直接訓練に向けた準備運動にもなります。毎日の積み重ねが大切です。

ここが

コツ

フェイスケアや口腔ケアなどの毎日のケアに取り入れると、

短時間でもリハビリテーションの一環となる

図1 **スポンジや綿棒を使用した、舌・頬へのストレッチ**

舌のストレッチ

頬のストレッチ

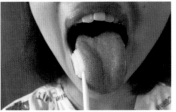

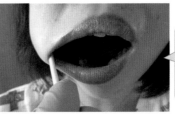

氷水で湿らせたスポンジや凍らせた綿棒を使用して冷刺激を加えながら行う

- 舌筋の廃用予防と強化を目的とする
- 「前後」「左右」「上下」に行い、意思疎通が可能であれば介助者が押す・引く方向に可能な範囲で抵抗してもらう

- 頬周囲の緊張緩和を目的とする
- 麻痺がある際も、意思疎通が可能であれば頬を膨らませたりへこませようとしたりするとよい

図2 口唇のストレッチ

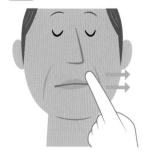

① 口唇の縁に沿って外へ
広げるイメージで動かす

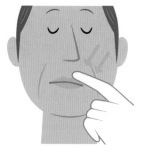

② ①と反対に内へ縮めるよ
うに動かす

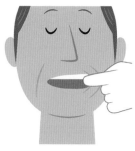

③ 口に指を入れ口輪筋を
外側へ伸ばす(意識レ
ベルの低い患者の場
合、噛まれることもあるた
め要注意)

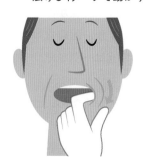

④ 口角から指を入れ、斜
め下方向に外側に押し
出すイメージで伸ばす

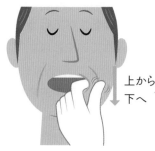

⑤ 外へ押し広げながら筋
肉の緊張を和らげるよう
に伸ばす

上から
下へ

● フェイスケアや口腔ケアに
取り入れる
● 意思疎通が図れる場合に
は、実施しながら「いー」
「うー」と口を横に広げたり
すぼめたりする

参考文献
1. 藤島一郎, 矢口洋, 藤森まり子, 他 編:納得! 実践シリーズ Q&Aと症例でわかる! 摂食・嚥下障害ケア. 羊土社, 東京,
2013:111.
2. 聖隷嚥下チーム:嚥下障害ポケットマニュアル 第4版. 医歯薬出版, 東京, 2018.
3. 才藤栄一, 植田耕一郎 監修:摂食・嚥下リハビリテーション 第3版. 医歯薬出版, 東京, 2016.

私はこう考える
筋肉や身体の機能に意識を向けたケアを実施しよう

多忙な業務のなかでリハビリテーションの時間を設けるのではなく、ふだん行って
いるケアと一緒に実施することも可能です。口腔ケアのついでに、各筋肉を意識しな
がらスポンジブラシや指などを使って動かしてみましょう。

また、患者の状態に合わせて会話を増やすことや、一緒に歌を歌って口腔機能や
呼吸機能を高める方法もあります。その際、一方的に話をするのではなく患者の会話
を引き出しながら進めていくことが大切です。

(内川由香)

参考文献
1. 小山珠美 監修, 東名厚木病院 摂食・嚥下チーム:早期経口摂取実現とQOLのための摂食・嚥下リハビリテーション.
メディカルレビュー社, 大阪, 2010.

摂食嚥下の「先行期」では、認知機能にはたらきかける

| 中村みゆき |

「命令嚥下の5期モデル」（図1）[1]でいう「先行期」に問題がある場合、食事という行為への認識が難しい場合があります。その場合は、五感を活用し、認知機能にはたらきかけることが必要です。

配膳してすぐに口へ運ぶのではなく、においを嗅ぎ、見てもらったうえで、これから何を食べるのかを説明して「これから食事をする」という認識をしてもらうことが重要です。

また、家族に患者の嗜好を聞き、嚥下状況に合った食事を考慮するとよいでしょう。口を開けてもらえない場合は、患者にスプーンを持ってもらい、介助者が手を添えて一緒に口へ運びます（図2-①）。スプーンを下唇に当てて刺激を与えることもよいでしょう（図2-②）。

図1 命令嚥下の5期モデル

①先行期
● 「何を」「どのような
ペースで食べるか」
判断する時期

②口腔準備期
● 飲み込みの準備がで
きるまでの時期

③口腔送り込み期
● 舌背中央の食物を咽
頭へ送り込む時期

ここに問題がある場合、「食事を
する」こと自体の認識が難しい恐
れがある
→五感を刺激し、認知機能には
たらきかけることが有効

④咽頭期
● 咽頭に運ばれてきた食
塊を、嚥下反射で食道
まで移送する時期

⑤食道期
● 食塊が蠕動運動や重力
で胃に運ばれる時期

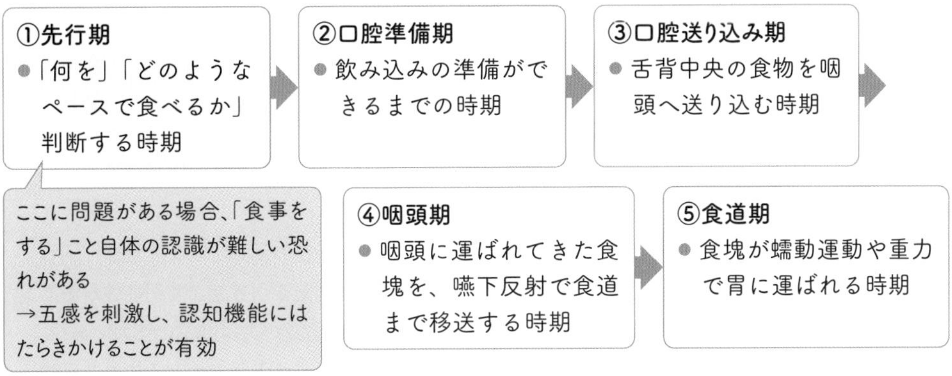

三鬼達人：命令嚥下のメカニズムとは？. 三鬼達人 編著, 今日からできる！摂食・嚥下・口腔ケア［改訂版］. 照林社, 東京,
2013：23, を参考に作成

ここが コツ

スプーンを患者の下唇に当てると、口をなかなか開けて
もらえない場合、食事を認識させて開口を促すことができる

図2 食事を認識させ、開口を促す工夫

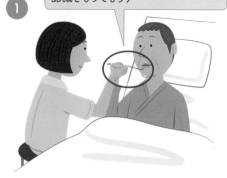

① 患者の手に看護師の手も添えて口へ
運ぶ動作を介助し、「食べること」への
認識をもってもらう

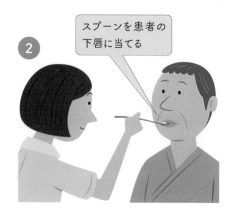

② スプーンを患者の
下唇に当てる

引用文献
1. 三鬼達人：命令嚥下のメカニズムとは？. 三鬼達人 編著, 今日からできる！ 摂食・嚥下・口腔ケア［改訂版］. 照林社, 東京, 2013：4-5.

COLUMN

口にまつわるいろいろな諺

　口にまつわる諺は数多くあります。「目は口ほどに物を言う」とは、コミュニケーションにおいて、言葉だけではなく、相手の表情や動き、態度などを見ることで、動きが不自然になったりすることで嘘を見破ることもできるという意味合いがあります。看護師に求められる観察力のような気がします。

　「良薬は口に苦し」とは、よい結果を得るためには、時には一時的に苦痛や不快を経験する必要があることを示しています。患者が治療を受けるうえでの励ましに使えそうな諺です。

　「口は災い（禍）の元」という言葉は、話し過ぎることが問題を引き起こす可能性があるという諺です。言葉の力は非常に強力であり、時には悪影響を与えることがあることを示唆しています。おしゃべりが好きな看護師と寡黙な看護師は一体どちらが患者にとってよいのかは、患者の性格次第かもしれません。

（清水孝宏）

飲み込みが進まない場合は、少量を分けるなど患者の状態に応じた方法で食事介助を行う

| 中村みゆき |

　介助のときにスプーンを使用する場合、舌背中央に食物を置くようにします。食物を口腔内に入れるときに前歯を使用してこそげ落としたり、開口した状態で舌の上にポンと置いたりすると送り込みが困難になり、なかなか飲み込まなくなる原因となります。

　麻痺があって閉口できない場合は、介助者の空いている手で口を閉じるのをサポートするとよいでしょう。スプーンを口腔内に取り込んだ後に舌を押すようにして引き抜くと送り込みが出ることがあります。

　スプーンを引き抜いても咀嚼・送り込みがない場合は、空のスプーンをもう一度口腔内に入れると、開始される場合もあります（図1）。

　咽頭期に問題がない場合は一口量をやや多めに入れる、少量を分けて口へ運ぶと送り込みがスムーズになることもあるので、患者の状況を見ながら試していくとよいでしょう。

　注意点としては、送り込みがないからといって次々に新しく食物を入れると、処理しきれずため込む原因となります。これらの対応を行っても難しい場合は誤嚥を起こす恐れもあるため、食事形態や内容、継続性の検討が必要となります。

ここが
コツ

空になったスプーンを再度口腔内に入れて促すと、
咀嚼・送り込みを再開するきっかけにできる

図1 空スプーンを使用した咀嚼・送り込みを促す工夫

咀嚼・送り込みがない場合は、空になったスプーンを、再度口腔内に入れて促す

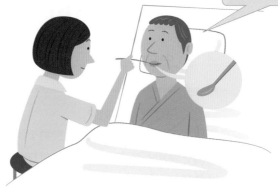

私はこう考える
"温度の違いがわかるもの"の提供や、"食事をする環境調整"が有効

　食べものの温度が体温に近いと食品として認知されにくく、口の中へのため込みや嚥下反射の遅延の原因にもなります[1]。「温かい」「冷たい」がはっきりした食品を提供し、さらに温かいもの・冷たいものを交互に介助すると飲み込みが促されることがあります。

　また、食事をする環境も大切です。「行動が落ち着かない」などの注意障害がある場合は、集中できるように個室で食事をすることもあります。しかし、病室やベッド上ではなく、食堂のような雰囲気があるほうが、食事の時間ということを認識しやすくなる症例もあります。

（内川由香）

引用文献
1. 山脇正永，小谷泰子，山根由起子，他：食事支援．野原幹司 編著，認知症患者の摂食・嚥下リハビリテーション．南山堂，東京，2011：83.

経腸栄養

チューブ先端位置確認では「X線画像」が第一選択だが、できない場合はさまざまな代替策を行う

| 清水孝宏 |

　経鼻チューブは留置が容易であるとはいえ、安全に留置ができているかの確認は大切です。主な方法は、「胃内気泡音による確認」「X線画像による確認」「胃液のpHによる確認」です。このうち最も安全な確認方法は、X線画像によるものです。

　しかし、体動や体位変換などにより経鼻チューブの先端位置が動くこともあります。そのたびにX線画像の撮影を行うことは、費用や患者の被曝の問題から現実的ではありません。また、認知機能の障害から自己（事故）抜去を繰り返してしまう事例もあります。

　そこで、以前勤務していた病院（那覇市立病院）では、初回挿入時はX線画像で確認を行いますが、頻繁な自己抜去事例や、胃液や気泡音での確認があいまいなときは、代替として呼気二酸化炭素検知器による確認方法を導入しています。

　これは、胃管または栄養チューブが誤って気道に挿入された際に呼気中の二酸化炭素に反応し、インジケーターが変色するという検知器です（図1）。この方法を導入してから、誤挿入に関連するインシデントやアクシデントは報告されていません。特別な装置や患者の被曝もないことから、コスト面や患者侵襲の観点からも有効な方法の1つと考えています。

　近年、在宅や療養施設での経腸栄養を実施する機会が増えていますが、在宅や療養施設ではX線画像の撮影ができません。このような環境下において、ファイバー光源を活用した胃管先端位置の確認法が診療報酬算定要件として認められるようになりました。

ここが
コツ

「呼気二酸化炭素検知器」などの機器を用いて誤留置を検知すれば、低侵襲・低コストな方法で経鼻チューブの先端位置を確認できる

図1 呼気二酸化炭素検知器を用いた経鼻チューブ先端位置の確認

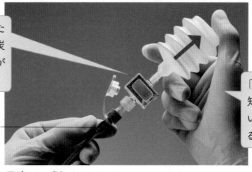

誤って気管に挿入された場合、呼気中の二酸化炭素を検知して、この部分が紫から黄色に変化する

経鼻チューブ

「呼気二酸化炭素検知器」などの機器を用いて誤留置を検知する

写真は一例として、コンファーム・ナウ
（提供：カーディナルヘルス株式会社）

参考文献
1. 日本看護協会：経腸栄養チューブの誤挿入・誤注入事故を防ぐ. 協会ニュース 医療・看護安全管理情報 2002；8：422.
2. Thomas BW, Falcone RE, et al. : Conf iemat ion of nasogast r ic tubeplacement by color imet r ic indicator detect ion of carbon dioxide : a preliminar y report. J Am Coll Nutr 1998；17（2）：195-197.

私は こう考える
呼気二酸化炭素検知器が、"完全な代替手段"ではないことを念頭におく

　呼気二酸化炭素検知器は、挿管チューブの位置確認や心肺蘇生法（cardio-pulmonary resuscitation：CPR）の評価を主な目的とした機器です。

　本文での説明のように、検知器がチューブ先端部の二酸化炭素を検出するとインジケーターが変色するという特徴を利用して、経鼻チューブが気道に誤挿入されていないかどうかを判断することができます。経鼻チューブの先端位置を頻繁に確認することが必要とされる経腸栄養投与患者に対し、低侵襲性で簡便性の高いこの検知器を用いる有用性は高いと思われます。

　小規模な観察研究では、経鼻チューブの位置確認に関するこの検知器の正確性が報告されています[1]。しかし、「インジケーターが変色しない＝確実に挿入できている」と判断できるものではなく、X線画像以外の評価方法においては、判断しうる内容に限りがあることも理解しておく必要があります。

（志村知子）

引用文献
1. Thomas BW, Falcone RE : Confiemation of nasogastric tube placement by colorimetric indicator detection of carbon dioxide : a preliminary report. J Am Coll Nutr 1998；17（2）：195-197.

栄養剤注入前に水分を入れる「水先投与」で、下痢・嘔吐を予防する

| 清水孝宏 |

　経腸栄養剤使用時に、下痢や嘔吐などの消化器症状を併発する例が少なくありません。その要因には、胃の全摘出や部分切除術により、経腸栄養剤が流入する容積が減少することで起こる通過時間の問題だけでなく、経腸栄養剤に使用されている成分や浸透圧も挙げられます。

　この場合の対処法は"製剤の変更"になりますが、胃や腸などの消化管の蠕動運動の異常に目を向けることも重要です。消化管の蠕動異常は、経腸栄養剤の「胃内長時間停滞に起因する嘔吐」や、「急激な腸への経腸栄養剤の流入による下痢」につながります。

　そこで、経腸栄養剤だけでは不足する水分を経腸栄養剤注入前のタイミングで投与します（水先投与）。経腸栄養剤のあとに水を注入すると、経腸栄養剤を胃から排出しきれずに胃内容量が増えて嘔吐のリスクが増してしまうためです。

　水は停滞時間が経腸栄養剤よりも短い（約2分の1）ことから、先に投与した場合の胃内容量の増加は、あとから投与した場合より少なく済みます。以前勤務していた病院では、水先投与30分後に経腸栄養剤を注入しています（図1）。

　水の注入方法もイルリガードルを用いず、50mLのカテーテルチップを用いて短時間で注入することが可能です。

ここが

経腸栄養剤投与前に水を投与しておくと、

胃内容量の増加を抑え、嘔吐のリスクを軽減できる

図1 水先投与の効果

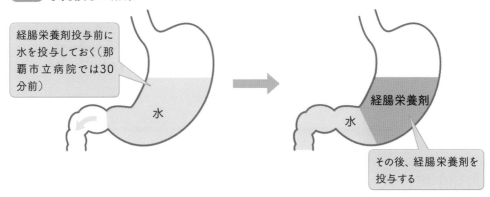

経腸栄養剤投与前に水を投与しておく（那覇市立病院では30分前）

水

経腸栄養剤

水

その後、経腸栄養剤を投与する

私は こう考える
「水先投与」実施による3つのメリット

　「液体はカロリー量が増加すると胃内停滞時間が増す」「粘度が低く流動性が高い経腸栄養剤は、腸管内の停滞時間が短く下痢を発生しやすい」[1]といった特徴に照らすと、水先投与には次のメリットがあると考えられます。

①経腸栄養剤を投与する前に水を投与することで胃の蠕動運動が促進される

②胃の通過時間が短いため、水の単独投与後、経腸栄養剤を単独投与した際に胃の容量が増加しない

③胃内で経腸栄養剤が水によって薄まらず、栄養剤の腸管内停滞時間がコントロールしやすい

　これらのメリットにより、水先投与の方法は、経腸栄養に伴う下痢や嘔吐などの消化管合併症を低減させる効果が期待できると考えられます。

（志村知子）

引用文献
1.　松枝啓：下痢発生のメカニズム. Nutrition Support Journal 2004；5（2）：9-11.

再開時には、「6時間以内の胃内残量測定」を行い、「残量400mL」をめやすにする

| 清水孝宏 |

「6時間ごとの胃内残量測定」は、消化管の蠕動運動評価指標の1つ

　"重症患者"や"絶食期間が長期になっていた患者"の経腸栄養摂取の再開に際して、少量からの持続経腸栄養投与を行うことで、消化管が栄養剤に耐えられる状態かどうかをみることができます。

　このとき、段階的に目標カロリーまで増量するにあたって、消化管の蠕動運動の評価方法の1つとして、胃内残量を測定することが挙げられます。以前勤務していた病院では経腸栄養を増量する判断指標として、6時間ごとに胃内残量をチェックし、残量400mL以下とすることを目標としています[1]。それ以上の胃内残量がある場合は増量を中止し、腸管運動促進薬（例：メトクロプラミド）の使用を検討します（表1）。

表1 経腸栄養持続投与プラン（例）

ICU経腸栄養持続投与プラン

患者氏名

投与する経腸栄養剤：		1mLあたり		kcal
①最終目標カロリー	kcal	②増量プラン	mL/12時間	
③胃内残量		mL/6時間までは様子観察、それ以上は医師へ報告		

「胃内残量」を記録する

日付	／		／		／		／	
	1日目		2日目		3日目		4日目	
注入速度	mL/時	mL/時	mL/時	mL/時	mL/時	mL/時	mL/時	mL/時
滴下時間	時～ 時	時～ 時	時～ 時	時～ 時	時～ 時	時～ 時	時～ 時	時～ 時
総量	mL	mL	mL	mL	mL	mL	mL	mL
総カロリー	kcal	kcal	kcal	kcal	kcal	kcal	kcal	kcal
1日の総カロリー		kcal		kcal		kcal		kcal

ここが
コツ

「最終目標カロリー」「増量プラン」とあわせて「胃内残量」を記録
すれば、消化管の機能に対して適切な負荷をかけた経腸栄養
の計画を実施できる

「客観的指標」に加え「患者の主観」も統合して 消化管の状態を判断する

ただし、胃内残量だけで評価することが嘔吐や誤嚥のリスクと相関しないという結果が報告されています[2]。

ここでは胃内残量の測定を評価方法の1つとして挙げましたが「嘔吐や便秘、下痢などの消化器症状」「腸管ガス」や「便塊の有無」などの客観的指標も重要です。

また、患者の主観である「腹痛」や「腹部膨満」も重要な情報であり、それらを統合して判断していくことが重要と考えます。

引用文献

1. Rice TW, Wheeler AP, Thompson BT, et al : Initial trophic vs full enteral feeding in patients with acute lung injury : the EDEN randomized trial. JAMA 2012 ; 307 (8) : 795-803.
2. Montejo JC, Minambres E, Boredeje L, et al : Gastric residual volume during enteral nutrition in ICU patients : the REGANE study. Intensive Care Med 2010 ; 36 (8) : 1386-1393.

参考資料
ASPEN/SCCMの急性期栄養ガイドライン（2009年）

①最終目標カロリーについて
● 重症患者の場合、10kcal/kg/日前後より持続注入開始し、1週間〜10日間をめどに25〜30kcal/kg/日まで増量
● その後、安定していれば間欠投与へ移行する
②増量プランについて
● 10kcal/kg/日に基づき、20mL/時前後から開始
● その後、5mL/12時間ずつ増量（50kg換算）
③胃内残量について
● 当院では、400mL/6時間未満の胃内残量が目標
● 胃内残量が400mL/6時間未満であれば、患者へ注入し、400mL/6時間以上であれば破棄し報告
● 経腸栄養の中止は最小限に抑え、胃内残量が増加してくれば速度の維持、もしくは減量とし、なるべく継続投与が行えるようにする
● 胃内残量が多い場合、腸管運動促進薬（メトクロプラミド）なども使用を検討する

ICU経腸栄養持続投与プラン：医師の指示簿（例）

経管栄養開始
● 経腸栄養種類 ペプタメン®AF
● 最終目標カロリー 1,800kcal
● 20mL/時から開始。5mL/12時間ずつ増量
● 胃内残量400mL/6時間まで様子観察。400mL以上は医師へ報告
● 目標量まで持続注入できれば間欠投与へ変更
● 排便確認できるまでは、毎日便処置実施

＊ 経腸栄養剤投与前にテレミンソフト®坐薬や、緩下剤を使用して排便の有無、性状を確認する
＊ 消化管出血の有無をチェックしてから経腸栄養を開始するのが原則
＊ 経腸栄養剤は、循環が安定していれば腸管インテグリティ（健常性）維持を目的に、入室後24〜48時間以内に投与
＊ NPC/N[＊]＝（糖質g×4）＋（脂質g×9）／（タンパク質g÷6.25）
　※侵襲時150〜200、腎不全500前後（透析導入後は通常管理）。ICU患者の場合、タンパク量1.5g/kg/日を目標に！

＊非タンパクカロリー/窒素比。アミノ酸投与量のめやすとなる。

Part
8

経腸栄養 ● 栄養管理

世界的に栄養中止の指標とされている「胃内残量（GRV）」

　経腸栄養の際の消化管耐性は、胃内残量（gastric residualvolume：GRV）の測定で評価できます。GRVの測定間隔は、持続栄養投与ではおおむね「4～6時間ごと」、間欠的栄養投与の場合は「栄養剤を注入する前」とされます。

　GRVが200～250mLを超えた場合には、経腸栄養剤が胃内に停滞していると判断され[1]、経腸栄養剤の注入速度や注入量の変更、消化管運動促進薬の投与などを考慮します。また『SCCM（米国集中治療医学会）/ASPEN（米国静脈経腸栄養学会）合同ガイドライン』『JSPEN（日本臨床栄養代謝学会）ガイドライン』では、通常でGRV＜200mL、ICU患者ではGRV＜500mLが栄養中止を考慮する指標になっています[2, 3]。

（志村知子）

GRV単独による消化耐性評価に否定的な見解も示されている

　これまでGRVは、嘔吐や誤嚥、肺炎の合併に関与する指標として注目されていました。しかし近年、GRVとこれらの合併症発生率には必ずしも関連性を認めないという見解が示され[4, 5]、GRV単独による評価のみで経腸栄養を安易に休止・中断しないことが推奨されています。

（志村知子）

引用文献
1. Bourgault AM, Ipe L, Weaver J, et al：Development of evidence-based guidelines and critical care nurses' knowledge of enteral feeding. Crit Care Nurse 2007；27（4）：17-22, 25-29；quiz 30.
2. McClave SA, Martindale RG, Vanek VW, et al：Guidelines for the provision and assessment of nutrition support therapy in the adult critically ill patient：Society of Critical Care Medicine（SCCM）and American Society for Parenteral and Enteral Nutrition（A.S.P.E.N）. JPEN J Parenteral Enteral Nutr 2009；33（3）：277-316.
3. 日本静脈経腸栄養学会編：静脈経腸栄養ガイドライン 第3版. 照林社, 東京, 2013.
4. McClave SA, Lukan JK, Stefater JA, et al：Poor validity of residual volumes as a marker for risk of aspiration in critically ill patients. Crit Care Med 2005；33（2）：324-330.
5. Montejo JC, Minambres E, Bordeje L, et al：Gastric residual volume during enteral nutrition in ICU patients：the REGANE study. Intensive Care Med 2010；36（8）：1386-1393.

経腸栄養カテーテルから内服薬を入れるときは、「簡易懸濁法」で行う

| 清水孝宏 |

55℃の湯で錠剤・カプセルをそのまま溶かして投与する

　経腸栄養カテーテル（PEGチューブ、経鼻チューブなど）より内服薬を注入する場合、薬剤を水で溶解してから注入する必要があります。今までは水に溶解させるために、すべてを砕いて粉状にしていました。しかし、現在ではこれに代わって、「錠剤をつぶしたりカプセルを開封したりしないで、投与時に錠剤・カプセル剤をそのまま水に入れて崩壊・懸濁させる」[1]、簡易懸濁法が主流になってきています。

　簡易懸濁法のメリット・デメリットを表1に示します[1]。

表1 **簡易懸濁法のメリット・デメリット**

メリット	デメリット
● 粉砕時の薬剤の消失回避 ● 粉砕時の薬効、安定性の維持 ● 調剤、注入者の健康被害防止 ● 薬剤の確認が容易 ● 調剤、注入時間の短縮	● 簡易懸濁法が不向きな薬剤がある ● 簡易懸濁法による配合変化などのエビデンスが不十分

藤島一郎 監修, 倉田なおみ 編：内服薬・経管投与ハンドブック 第3版. じほう, 東京, 2015. を参考に作成

簡易懸濁法が行えないもの、注意が必要なもの

簡易懸濁法に用いる湯の温度は55℃です。これは、日本薬局方においてカプセルは「水50mLを加え、37±2℃に保ちながらしばしば振り動かす。この試験を5回行うとき、いずれも10分以内に溶ける」[2]と規定があり、37℃以上の温度を10分間保つことができることから、55℃が推奨されています。

たいていの薬剤はこの方法で溶解し、注入可能となりますが、薬剤によっては簡易懸濁法に向かないものや注意の必要なものがあります（表2）[1]。例えば、マクロゴール6000を含有している薬剤（タケプロン®ODなど）は温度が高いと固まってしまうため（凝固点が56〜61℃）、湯温が下がってから溶解します。

また、塩化ナトリウムは塩析の恐れがあるため、他の薬剤とは分けて溶解し、投与前後は水でフラッシュする必要があります。

レボドパ製剤（マドパー®など）と酸化マグネシウム製剤・鉄剤は、一緒に溶解すると配合変化（含量低下、変色）が起こるため、別に溶解しなければなりません。

表2 簡易懸濁法に向かない・注意が必要な薬剤の例

薬剤名	注意点
マクロゴール6000含有薬（タケプロン®OD、アクトネル®、アミサリン®など）	● 凝固点が56〜61℃と高い ● 湯温が下がってから溶解する
塩化ナトリウム	● 塩析の恐れがある ● 他の薬剤と分けて溶解し、投与の前後には水でフラッシュする
レボドパ製剤・酸化マグネシウム製剤（マドパー®、ドパコール®、ドパゾール®など）	● 一緒に溶解すると、配合変化（含量低下、変色）が起こる ● 別に溶解する必要がある

> 簡易懸濁法のメリット・デメリットとともに「凝固点」「塩析」「配合変化」などの投与薬剤の性質にも注意する

藤島一郎 監修, 倉田なおみ編：内服薬・経管投与ハンドブック 第3版. じほう, 東京, 2015. を参考に作成

＊

　そのほかにも注意が必要な薬剤がありますが、薬剤師と情報を共有して簡易懸濁法のメリットを活かし、薬の薬効を十分発揮できる投与ができるようにすることが重要になります。

簡易懸濁法のメリット・デメリットとともに「凝固点」「塩析」
「配合変化」などの投与薬剤の性質にも注意する

Part
8

経腸栄養 ● 内服薬投与

引用文献
1. 藤島一郎 監修, 倉田なおみ編：内服薬・経管投与ハンドブック 第3版. じほう, 東京, 2015.
2. 厚生労働省：第十六改正日本薬局方（平成23年3月24日厚生労働省告示第65号）. 2011：522.

私は こう考える
簡易懸濁法実施において欠かせない、「適応薬剤」「カテーテル径」に関する知識

　経腸栄養カテーテルを通して内服薬を注入するために、散剤・細粒・顆粒薬以外では錠剤の粉砕化、脱カプセル化などが行われます。

　経腸栄養カテーテルのサイズは8〜12Frで、長くて径が細いといった特徴があります。そのため、内服薬を水で溶解して注入する過程でカテーテルの閉塞が起こりやすいという問題があります。

　この問題を解消するために「簡易懸濁法」が導入されました。この方法により経腸栄養カテーテルの閉塞を回避することができます。

　ただし懸濁不可能な薬剤もあるため、懸濁適応の可否に関する知識が必要です。『内服薬・経管投与ハンドブック』[1]には懸濁の適応となる薬剤や、その懸濁液が通過できるカテーテル径などが記載されています。

（志村知子）

引用文献
1. 藤島一郎 監修, 倉田なおみ：内服薬・経管投与ハンドブック 第3版. じほう, 東京, 2015.

「嚥下」と「呼吸」の切っても切れない関係

　摂食嚥下障害患者が誤嚥なく食事を摂取するためには、姿勢、理解力（認知機能）、嚥下能力、口腔乾燥がないなどの最低条件が必要です。本文にもあるように、これらへの介入は意識していることが多いですが、忘れられやすいのが「呼吸」です。

「呼吸」と「嚥下」は協調している

　呼吸と嚥下には大きな関連があります。呼吸は鼻から入った空気が鼻腔から咽頭→喉頭→気管へと送られます。嚥下では口から入った食物が口腔から咽頭→食道へと送られます。食道は気管の後方に位置し、呼吸と嚥下の経路は咽頭で交叉します。咽頭は普段は呼吸の経路ですが、飲み込む瞬間は喉頭蓋が喉頭の蓋になり、気管への経路を塞ぐため嚥下の経路になります。このように呼吸と嚥下は協調しているため、この協調性が崩れると誤嚥しやすくなるのです。

　通常、嚥下反射の瞬間は約0.5秒呼吸が止まります。これを「嚥下性無呼吸」といいますが、嚥下時はこの嚥下性無呼吸が必須であり、いわゆる息こらえができないと誤嚥しやすくなります。息こらえは吸気の後、呼気の後に行われ、嚥下の前後は、「呼気－嚥下－呼気」のパターンが多く、次いで「吸気－嚥下－呼気」のパターンです。「呼気－嚥下－吸気」や「吸気－嚥下－吸気」のパターンは嚥下の後に吸気となるため気管への垂れ込みを誘発し、誤嚥につながりやすくなります[1]。これらから、頻呼吸の患者は誤嚥しやすいということがわかると思います。頻呼吸とは26回/分以上、呼気と吸気の間に休止期がなくなった状態だからです。したがって、頻呼吸を改善し、嚥下運動と呼吸の協調性を高めることが嚥下予防に重要であり、呼吸リハビリテーションも重要となります。

呼吸リハビリテーションの重要性

　呼吸リハビリテーションは、呼吸運動のコントロール、呼吸と嚥下の協調性の向上、換気の改善を目的とし、方法としては口すぼめ呼吸、深呼吸などがあります。口すぼめ呼吸は、口をすぼめてゆっくりと呼気を行うことで、呼吸リズムが制限され、頻呼吸が制御されます。深呼吸は随意的にゆっくりとした大きな吸気を胸郭の十分な拡張とともに行った後、長く呼出することで、リラクセーションや気道分泌物排出の促進、咳嗽に必要な十分な吸気量の確保、胸郭拡張の増大を図り、随意的な呼吸のコントロールができるようになります[2]。そのほか、息こらえを行いながら交互に頬をふくらませるといった練習も、呼吸のコントロールには有効です。

　一方、頻呼吸は回数だけの問題ではなく、胸鎖乳突筋や僧帽筋などの呼吸補助筋を過度に使用することも嚥下には影響があります。両側僧帽筋の緊張は頸部が伸展位となりやすく頸部の屈曲・回旋といった動きが制限され、頸部のROM制限も嚥下障害の一要因となります[3]。したがって、摂食嚥下障害患者の評価の際には、呼吸数や呼吸パターンだけでなく、呼吸補助筋群が吸気・呼気ともに活動しているか、また緊張の有無も観察し、緊張が認められたときは頸部のROM訓練も嚥下機能の改善のためには必要となります。

（露木菜緒）

引用文献
1. 瀧澤弥恵：呼吸リハによる呼吸器合併症の予防 誤嚥性肺炎予防を中心に．リハビリナース 2013；2（2）：155-161.
2. 神津玲，藤島一郎：摂食・嚥下障害に対する呼吸理学療法. Modern Physician 2006；26（1）：50-52.
3. 藤原邦寛，関志美，竹林秀晃：繰り返す誤嚥性肺炎に対する理学療法．土佐リハビリテーションジャーナル 2009；8：29-35.

口腔ケア

口腔アセスメントは主観で行わず共通のアセスメントツールを使用する

| 髙野　洋 |

　口腔内の状況に合わせた個別的な口腔ケアを看護師が行っても口腔内環境が改善しない、もしくは悪化するようであれば、歯科医師や歯科衛生士等専門職への相談や介入の必要性を判断します。そのためには、口腔内を定期的に、正しくアセスメントしておくことが重要です。

　口腔ケアのアセスメントは、看護師の主観で行うものではなく（センスや経験からくる"勘"は大切ですが）、組織で共通のアセスメントツールを使用することをお勧めします。

　本稿では、2つのアセスメントツールを紹介します。

Oral Assessment Guide（OAG）

　Eilersらによって作成されたOral Assessment Guide（OAG）は、看護領域では一般的なツールであり、多くの施設で使用されています。村松によって、日本語版も作成されています（表1）。もとはがん化学療法患者の口腔内評価用紙として開発されたものであり、口腔粘膜障害などの評価に大変すぐれています。

Oral Health Assessment Tool 日本語版（OHAT-J）

　Oral Health Assessment Tool日本語版（OHAT-J）は、Chalmersらによって開発された口腔評価ツールを松尾が日本語版にしたものです（表2）。看護・介護スタッフ等が障害者や要介護者の口腔問題を簡便に評価するための口腔スクリーニングツールで、多くの施設で使用されています。口唇、舌、歯肉・粘膜、唾液、残存歯、義歯、口腔清掃、歯痛の8項目を、健全：0点、やや不良：1点、病的：2点の3段階で評価します。

表1 Oral Assessment Guide（Eilers口腔アセスメントガイド）

監修：東京医科大学病院歯科口腔外科主任教授　近津大地／札幌市立大学看護学部准教授　村松真澄

項目	アセスメントの手段	診査方法	状態とスコア		
			1	2	3
声	●聴く	●患者と会話する	正常	低い／かすれている	会話が困難／痛みを伴う
嚥下	●観察	●嚥下をしてもらう　咽頭反射テストのために舌圧子を舌の奥のほうにやさしく当て押し下げる	正常な嚥下	嚥下時に痛みがある／嚥下が困難	嚥下ができない
口唇	●視診　●触診	●組織を観察し、触ってみる	滑らかで、ピンク色で、潤いがある	乾燥している／ひび割れている	潰瘍がある／出血している
舌	●視診　●触診	●組織に触り、状態を観察する	ピンク色で、潤いがあり、乳頭が明瞭	舌苔がある／乳頭が消失しテカリがある。発赤を伴うこともある	水疱がある／ひび割れている
唾液	●舌圧子	●舌圧子を口腔内に入れ、舌の中心部分と口腔底に触れる	水っぽくサラサラしている	粘性がある／ネバネバしている	唾液が見られない（乾燥している）
粘膜	●視診	●組織の状態を観察する	ピンク色で、潤いがある	発赤がある／被膜に覆われている（白みがかっている）。潰瘍はない	潰瘍があり、出血を伴うこともある
歯肉	●視診　●舌圧子	●舌圧子や綿棒の先端でやさしく組織を押す	ピンク色で、スティップリングがある（ひきしまっている）	浮腫があり、発赤を伴うこともある	自然出血がある／押すと出血する
歯と義歯	●視診	●歯の状態、または義歯の接触部分を観察する	清潔で、残渣がない	部分的に歯垢や残渣がある（歯がある場合、歯間など）	歯肉辺縁や義歯接触部全体に歯垢や残渣がある

「or」は「／」で表現している。

1. Eilers J, Berger AM, Petersen MC：Development, testing, and application of the oral assessment guide. Oncol Nurs Forum 1988；15（3）：325-330.
2. 村松真澄：Eilers口腔アセスメントガイドと口腔ケアプロトコール. 看護技術 2012；58（1）：12-16.
以上2文献より改変

Part
9
口腔ケア●口腔アセスメント

表2 Oral Health Assessment Tool 日本語版（OHAT-J）

（Chalmers JM, 2005；松尾, 2016）

ID：　　　　　氏名：　　　　　　　　　　　　　　　　評価日：　　　/　　　/

項目	0＝健全	1＝やや不良	2＝病的	スコア
口唇	正常、湿潤、ピンク	乾燥、ひび割れ、口角の発赤	腫脹や腫瘤、赤色斑、白色斑、潰瘍性出血、口角からの出血、潰瘍	
舌	正常、湿潤、ピンク	不整、亀裂、発赤、舌苔付着	赤色斑、白色斑、潰瘍、腫脹	
歯肉・粘膜	正常、湿潤、ピンク	乾燥、光沢、粗造、発赤 部分的な（1～6歯分）腫脹 義歯下の一部潰瘍	腫脹、出血（7歯分以上）、歯の動揺、潰瘍 白色斑、発赤、圧痛	
唾液	湿潤、漿液性	乾燥、べたつく粘膜、少量の唾液 口渇感若干あり	赤く干からびた状態 唾液はほぼなし、粘性の高い唾液 口渇感あり	
残存歯 □有 □無	歯・歯根のう蝕または破折なし	3本以下のう蝕、歯の破折、残根、咬耗	4本以上のう蝕、歯の破折、残根 非常に強い咬耗 義歯使用なしで3本以下の残存歯	
義歯 □有 □無	正常 義歯、人工歯の破折なし 普通に装着できる状態	1部位の義歯、人工歯の破折 毎日1～2時間の装着のみ可能	2部位以上の義歯、人工歯の破折 義歯紛失、義歯不適のため未装着 義歯接着剤が必要	
口腔清掃	口腔内清掃状態良好 食渣、歯石、プラークなし	1～2部位に食渣、歯石、プラークあり 若干口臭あり	多くの部位に食渣、歯石、プラークあり 強い口臭あり	
歯痛	疼痛を示す 言動的、身体的な兆候なし	疼痛を示す言動的な兆候あり：顔を引きつらせる、口唇を噛む 食事しない、攻撃的になる	疼痛を示す身体的な兆候あり：頬、歯肉の腫脹、歯の破折、潰瘍 歯肉下膿瘍。言動的な徴候もあり	
歯科受診（要・不要）　　　　　再評価予定日　　　/　　　/			合計	

Japanese Translation: Koichiro Matsuo permitted by The Iowa Geriatric Education Center
avairable for download: https://www.ohcw-tmd.com/research/
revised Sept 1, 2021

日本語版作成：東京医科歯科大学大学院地域・福祉口腔機能管理学分野教授　松尾浩一郎

東京医科歯科大学大学院 地域・福祉口腔機能管理学分野ホームページ：OHATについて. https://www.ohcw-tmd.com/research/ohat.htmlより引用

引用文献

1. Eilers J, Berger AM, Petersen MC：Development, testing, and application of the oral assessment guide. Oncol Nurs Forum 1988；15（3）：325-330.
2. 村松真澄：Eilers口腔アセスメントガイドと口腔ケアプロトコール. 看護技術 2012；58（1）：12-16.
3. 東京医科歯科大学大学院 地域・福祉口腔機能管理学分野ホームページ：OHATについて. http://www.ohcw-tmd.com/research/ohat.html（2023.4.25アクセス）

口腔内環境の悪化は誤嚥や発熱の原因となるため、口腔ケアは基本的かつ重要な看護ケア

| 清水孝宏 |

　口腔内では、400種類以上の細菌が常在細菌叢を形成しています。歯に付着した細菌のかたまりを歯垢といい、プラークとも呼ばれます。歯垢1g中の細菌数は、糞便1gの細菌数よりも多く、口腔内は細菌の温床ともいえます。特に、夜間は唾液の分泌が減少し口腔内の自浄作用が低下するため細菌数が増えます。

　入院患者や高齢者では免疫力が低下していることが多くあります。さらに高齢者では、嚥下障害を合併しているケースもあり、睡眠時の不顕性誤嚥が誤嚥性肺炎の原因となります。

　入院患者の口腔ケアは、毎食後に実施することが多いと思います。食後の口腔ケアも重要ですが、就寝前の口腔ケアを実施することで、睡眠時の不顕性誤嚥による誤嚥性肺炎の予防になります。また、起床時には、夜間に増加した口腔細菌が多数いますので、摂食嚥下障害がある患者においては、食前の口腔ケアを行うことも重要です。

　口腔内や舌が乾燥して痰がこびりついた状態では、唾液の分泌ができません。このような口腔内環境では食べ物が飲み込みにくくなるなど、食事摂取にも影響を及ぼします。

　齲歯や動揺歯がある、義歯が合わないなどの場合は、歯科口腔外科による専門的な口腔ケアを利用します。

　日々の看護ケアにおいては、口腔内が適度に潤い、乾燥がなく、口臭も少ない環境を維持できるようにすることが重要です。

口腔内の乾燥を防ぐために有効な "ジェルタイプの保湿剤" を使う

| 髙野　洋 |

乾燥は観察者の指でその程度を判断する

　口腔の観察において「乾燥」は最も重要なポイントの一つです。例えば、集中治療室に入室し、人工呼吸器装着のための経口気管チューブ挿入や、意識障害などによって口がしっかりと閉じないことにより、口腔は乾燥しやすい状態になっています。

　乾燥すると、唾液による自浄作用の低下により粘膜が易感染状態になります。そのため、口腔は常に唾液によって保湿されている必要があります。観察したとき、唾液で潤いがある状態であるならば問題はありません。

　もし口腔が"カサカサ""カピカピ"に乾燥しているようならば、手袋を装着した人差し指で頬粘膜との摩擦の程度を判断します（図1）。感覚的に指がスッと入らないで乾燥していると判断したら、引き継ぎ時にいつも通り（マニュアル通り）の口腔ケアか、個別的な口腔ケアを行っていたか確認します。いつも通りのケアで改善がなければ、口腔ケアの回数を増やすか、もう一度全身状態をアセスメントします。

図1　**口腔乾燥のチェック法**

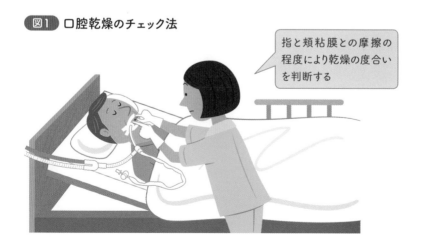

指と頬粘膜との摩擦の程度により乾燥の度合いを判断する

図2 ブラッシングによる出血

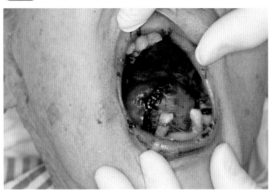

（写真提供：昭和大学藤が丘病院 歯科・口腔外科 室長 村山隆夫先生）

　何も確認せずに、例えば、出血傾向の患者に対して"いつも通り"ブラッシングすることで、出血を起こして状況を悪化させているかもしれません（図2）。このような場合には、歯ブラシやブラッシングのしかたを検討して、看護計画を立案・実施することが重要です。出血は、口腔内の何らかの異常を示すものなので、原因を考えます。

　出血傾向は歯肉炎や血管障害、血小板、血液凝固因子の障害により起こり、それぞれで対応方法は変わってきます。

　歯肉炎の場合は、歯肉付近の歯垢を除去しない限り改善しないため、積極的なブラッシングが必要です。血液系の疾患により出血をしている場合は、血液データの確認を行いながらケアを進めていく必要があります。

　そうはいっても現場での判断には迷うことも多いと思います。施設にもよりますが、可能であれば歯科医師や歯科衛生士、摂食・嚥下障害看護認定看護師等へコンサルテーションしてみるのもよいでしょう。

ここが

自身の指と頬粘膜との摩擦の程度で乾燥の度合いを判断して

保湿剤を塗布すると、口腔の状態を把握でき、

乾燥による易感染状態の原因となることや、

口腔ケアにかかる時間延長を防ぐことができる

保湿剤はジェルタイプのものを用いる

　口腔の乾燥状態が持続すると、次回の口腔ケアに時間がかかりすぎて患者の負担にもなることから、ジェルタイプの保湿剤（「オーラルアクアジェル」など）を塗布します。ジェルタイプはスプレータイプより、口腔への停滞性がよく長時間の保湿に適しています。保湿剤は、舌苔や剥離上皮などを軟化させるため、これらの除去もしやすくなります。

　なるべく早く、少しでも乾燥を軽減できるようなケアをしておくことが大切です。

私はこう考える
保湿の前に保清を実施して口腔の環境を整える

　口腔乾燥は水分の摂取やうがいだけでは改善しません。また、人工唾液は人工呼吸管理中の口腔乾燥では保険適用外です。

　そのため一般的には、医薬部外品あるいは口腔化粧品として市販されている保湿剤を、粘膜や舌の汚れを落としてから塗布します。粘性の高い唾液や角化した粘膜がある場合は、保清前に保湿剤を塗布すると柔らかくなり取り除きやすくなります。アズレンスルホン酸ナトリウム水和物製剤には「抗炎症作用」「上皮形成促進作用」「保湿作用」がありますので、粘膜の損傷がある、または損傷のリスクがある場合は使用してみてもよいでしょう。

　また、保清はアルコールや研磨剤・発泡剤を含んでいない、高分子ヒアルロン酸のような保湿成分を含む洗口液（「洗口液 絹水®スプレー」など）を使用するとよいでしょう。

（茂呂悦子）

私はこう考える
口腔乾燥対策として、唾液分泌を促進する

　口腔乾燥は、唾液腺の分泌能低下だけでなく、口呼吸や開口状態でも生じます。症状は図3に挙げたようなものがあります。唾液で潤っているか否かは視診で判断できますが、指での触診も行うと、唾液の粘性や歯肉、粘膜の疼痛、角化の状態などを把握できるのでよいと思います。ただし、実施の際は噛まれないよう注意が必要です。

　唾液は、1日1.0～1.5L分泌され、そのうち水分が99.5％です。消化や粘膜保護作用の維持に必要な抗菌性物質、保湿成分、免疫成分などを含んでいます。そのため、唾液腺（耳下腺、顎下腺、舌下腺）マッサージや唾液腺開口部（ステノン管、ワルトン管）の軽い圧迫などで分泌を促進するとよいでしょう。また、口呼吸や開口による乾燥に対しては、患者にマスクを着用してもらうのもよいでしょう。

（茂呂悦子）

図3　口腔乾燥に伴う症状

- 口腔乾燥感
- 舌や粘膜の疼痛
- アフタ性口内炎
- 粘膜潰瘍
- 嚥下障害
- 味覚障害
- 構音障害

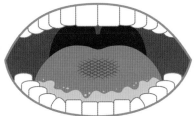

Part

9

口腔ケア ● 口腔環境整備

● 口腔環境整備② ●

「洗浄」「拭き取り」によって
歯垢を早期に回収する

| 髙野　洋 |

ブラッシングの実施前に体位を整える

　口腔ケアを行う際は、体位の確保が重要です。誤嚥を防ぐために座位が保てる場合は座位で、不可能ならば30〜40度程度の頭側挙上を行い、枕やタオルなどを用いてなるべく頸部を前傾にします。

　さらに、歯ブラシによるブラッシングでバラバラに分解された歯垢をなるべく早く回収します。バラバラになった歯垢をそのままにしておくと、誤嚥によって肺炎のリスクが増えるからです。ブラッシングをしながら吸引が行える製品も発売されていますが、多くの施設にあるわけではありません。

歯ブラシの先端と吸引チューブを近づけて
吸引をしやすくする

　ブラッシングを実施する場合、患者の左サイドに立ち、左手で14Frの吸引チューブを片手に持ちつつ左手の指で「Kポイント」を刺激して開口を保ちます（図1）。

図1 ブラッシングと吸引の方法

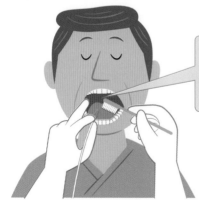

Kポイントとは、上下奥歯の突きあたりのやや内側にある、刺激することで開口が起こる部位のこと[1]

歯ブラシ（なるべく小児用歯ブラシでやわらかいもの）を片手に、患者の左奥歯1〜2本をターゲットに、歯の裏側、特に歯と歯の間、歯と歯肉の境目などに歯垢が多く付着しているため、歯ブラシのヘッドの向きを細かく変えて、やさしく横磨きをします。歯ブラシの先端と吸引チューブを近づけておくことにより汚染物の吸引がしやすくなります。吸引チューブの先端が舌根部や軟口蓋付近に接触してしまうと、嘔吐反射が出現してしまうため注意が必要です。

　なお、口腔内の洗浄について、以前は全症例で必ず水道水100〜200mLで行っていましたが、現在は私は基本的に行っていません。洗浄したほうが綺麗にはなるとは思われますが、誤嚥のリスクがあるため、スポンジブラシやガーゼを指に巻きつけての拭き取りだけでも十分でしょう。

ここが
コツ

片手でKポイントを刺激すると開口を保つことができ、

反対側でブラッシングを行い汚染物をすみやかに吸引すると

誤嚥性肺炎を予防できる

Part
9

口腔ケア ● 口腔環境整備

引用文献
1. Kojima C, Fujishima I, Ohkuma R, et al：Jaw opening and swallow triggering method for bilateral-brain-damaged patients：K-point stimulation．Dysphagia 2002；17（4）：273-277.

私は**こう考える**
無理に水で洗浄せずとも、「吸引・拭き取り」で十分な効果がある

　誤嚥しないための姿勢の保持は、口腔ケアを行う際の基本的技術です。口腔乾燥があると、口腔に注入した水が乾燥した粘膜上を流れ、気道へ入りやすくなります。「水での洗浄v.s. 吸引・拭き取り」の効果比較については、決着がついていない状況です。しかし、私の施設（自治医科大学附属病院）では、歯磨きと水道水での洗浄をやめて洗口液を使用したブラッシングと吸引・拭き取りへ変更し、汚染や口臭が改善しています。そのため、口腔乾燥がある場合には姿勢の調整に加え、「水での洗浄をしない」という選択をしてもよいと考えます。

　開口障害のある患者では、Kポイントを刺激して開口反射を促すほかに、図2-①の方法もあります。口腔ケアでは、視野の確保が重要です。Kポイント刺激などで開口に成功したら、バイトブロックや開口器具などを活用し、視野を確保しましょう（図2-②）。

（茂呂悦子）

図2 開口を促し、視野を確保する方法

①下顎押し下げ法

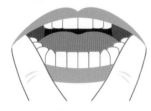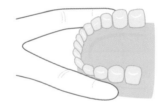

- 口腔前庭を下へ強く押す
- 片方で開口しない場合は、両側を下方に押す

②バイトブロックを用いた視野確保

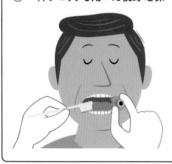

- 歯が残存している場合にはバイトブロックなどを用いて視野を確保する

口腔乾燥

口腔乾燥は「唾液の分泌減少」が原因となっている場合が多く、表1のように「唾液腺機能が正常な場合」と「唾液腺機能が低下している場合」があります。機能低下の場合は急性炎症による場合を除いて多くは不可逆性ですが、機能が正常であれば原因への介入により改善が望めます。また、口呼吸のように「口腔乾燥を助長する要因」は見逃されやすいため、注意が必要です。その他、薬剤の副作用の一つとして口腔乾燥を助長するものがあります。胃潰瘍に対する治療薬である抗コリン剤は有名です。抗うつ薬は脳内神経伝達物質であるセロトニンやノルアドレナリンを増やすだけでなく、口渇も生じます。最近は、選択的セロトニン再取り込み阻害薬（Selective Serotonin Reuptake Inhibitor：SSRI）であるルボックス®、デプロメール®、パキシル®などはセロトニン系への選択性が高く口渇が少ないため、薬剤による口腔乾燥が疑われるときはSSRIへの変更を検討してもいいかもしれません。

（露木菜緒）

表1	口腔乾燥の原因

〈唾液分泌の減少〉
唾液腺の機能は正常
・禁食：静脈栄養、経管栄養
・咀嚼障害：歯痛、義歯不適合など
・脱水：下痢、嘔吐、発熱、高血糖など
・薬剤の副作用

〈唾液腺の機能低下〉
・頭頸部がん放射線治療
・自己免疫疾患
・炎症
・加齢

〈乾燥を助長〉
・口呼吸（鼻閉）、開口状態
・発熱
・低湿度環境

入院患者に対するオーラルマネジメント. 財団法人8020推進財団, 2008. より引用
http://www.8020zaidan.or.jp/pdf/kenko/oral_management.pdf （2023.4.25アクセス）

Part

9

口腔ケア ● 口腔環境整備

口臭予防のため、歯垢や舌苔の洗浄を行って口腔内を清潔にする

| 髙野　洋 |

口腔洗浄では歯磨き粉は使用しない、あるいは少量の使用にとどめる

　患者QOLの面からも「口臭」のチェックはとても大切です。病室に入ったとたん気になってしまう口臭もあります。口臭があると会話やコミュニケーションに支障をきたすことが考えられます。

　歯磨き粉の含有成分である発泡剤は、歯磨き粉を口腔内に拡散させ、汚染させて汚染物除去を促す効果や、汚染物の再付着を予防する効果があります。しかし、拭き取り法を選択するような嚥下障害のある患者やクリティカルケア領域の患者では、歯磨き粉が拡散することで誤嚥しやすくなり、また、泡によって口腔内の視野も狭くなってしまいます。そのため、原則として歯磨き粉は使用しないほうがよいとされています。

　自身で歯磨きを行えない、もしくは不十分な患者には、積極的に市販の歯磨き粉を使用します。少量（米粒1～2粒程度）の歯磨き粉で磨くだけでも、とても効果があります（図1）。

図1　口臭防止のための歯磨き法

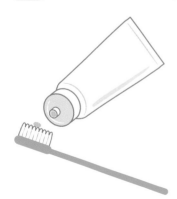

少量の歯磨き粉を用いる

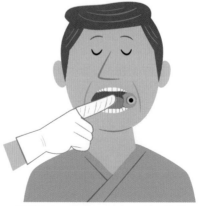

洗浄しない場合は、ガーゼなどを指に巻いて拭き取る

逆に歯磨き粉が多すぎると、洗浄しない場合に取り除くのに時間も労力もかかってしまいます。その際は、ガーゼや口腔ケア用のウェットティッシュを指に巻いて拭き取ることもあります。

口臭を抑制でき、患者の積極的コミュニケーションを引き出すことができる

私はこう考える
口臭予防の基本は「歯垢」「舌苔」の除去

　口腔ケアの観点で口臭は、呼気中に含まれる歯周病細菌や舌に生息する常在菌などの産生する代謝産物が原因として挙げられます。そのため、予防には歯垢や舌苔の除去が大切です。

　歯垢を取り除くにはブラッシングが必要です。特に、歯間や歯周ポケットをやさしくブラッシングします。ペーストタイプの歯磨き粉は発泡剤や研磨剤が含まれますので、口腔に残留すると吸湿し、口腔乾燥を助長させます。また、発泡剤は粘膜を損傷する場合があります。

　デンタルリンスや洗口液は発泡剤や研磨剤を含まないため口腔に残留しても支障がなく、水での洗浄を必要としません。しかし、デンタルリンスにはアルコールを含むものもあり、刺激が強いと感じる場合もあります。その場合は、希釈して使用するかアルコールを含まないものを選択します。

　洗口液には以下のようなものがあります。
- 塩化セチルピリジウムのような消毒薬を含む製品
- グリチルリチン酸二カリウムのような抗炎症作用薬を含む製品
- ミント系香料を含む口臭のマスキング効果を期待した製品

　歯肉の発赤や出血など、う歯、歯周病が疑われる場合は、歯科医師への診察依頼も検討しましょう。

　舌苔は細菌の繁殖場となりますので、保湿剤で柔らかくしてからスポンジブラシで拭うなど、除去に努めます。希釈したオキシドールや重曹も有機物を溶解するため、舌苔が落ちやすくなります。なお、こすって舌の糸状乳頭を傷つけると痛みが生じますので注意しましょう。日々少しずつ落とすようにします。

（茂呂悦子）

オーラルケア最新事情

患者へのオーラルケアは大切なケアの1つですが、自分自身のオーラルケアも大切にしたいところです。そこで、オーラルケアの最新事情をちょっと調べてみました。オーラルケアは歯ブラシで歯を磨くのが一般的だと思います。今回は、"電動歯ブラシ"と"歯間洗浄機"の2つの方法について調べてみました。

まず、"電動歯ブラシ"からです。ブラウン社製のオーラルBを長年愛用していますが、その進化については追いついていませんでした。最新のオーラルBは数千円から数万円するものまでシリーズが分かれています。ブラシの動きやモードの数、強くブラシを押しつけたときの押し付け防止センサーなど、シリーズによって機能が異なります。上位機種になるとBluetoothを搭載しており、スマートフォンのアプリと連動することができます。

たいていの人は正しく歯を磨けていると思い込んでいるようです。ところが、誤った磨き癖がついてしまい、約7割の人が正しく歯を磨けていないと言われています。人工知能搭載モデルならば数千人ものブラッシングデータをベースに、リアルタイムに磨いている箇所を正確に検知し、磨き残しを可視化することで万遍なく磨き上げることをガイドしてくれます。

歯ブラシ以外のオーラルケア商品として注目されているのが"歯間洗浄機"です。水流ケアと言ったりもするようです。独自の超音波水流の力で、歯磨きでは取り切れない、歯周ポケットに残った見えない汚れを弾き飛ばすのが水流ケアになります。歯間のケアといえばデンタルフロスが思い浮かびます。P社の製品はデンタルフロスの3倍の歯垢除去効果を示しています（個人差ありと書かれています）。Amazonで"歯間洗浄機"と検索すると、数千円から1万数千円台まで多くの商品がヒットします。

電動歯ブラシと歯間洗浄機について紹介しましたが、両方とも外側からのケアです。内側（内面）からのケアも重要ではないかと常日頃考えています。歯周病の原因は歯垢（プラーク）です。プラークを生成しやすい食品は糖質を多く含む食品です。外側のケアと内側のケアを両立することが、本来のオーラルケアではないでしょうか。

（清水孝宏）

小児看護

頭部方向や口方向などに角度を変えて鼻腔吸引する

| 梅野直哉 |

　鼻腔内の構造はとても複雑です（図1）。特に乳児の鼻腔はとても狭く、閉塞することで呼吸や哺乳力に影響が出ます。吸引時は表1のような原則で行います。

図1 乳児の鼻腔の構造

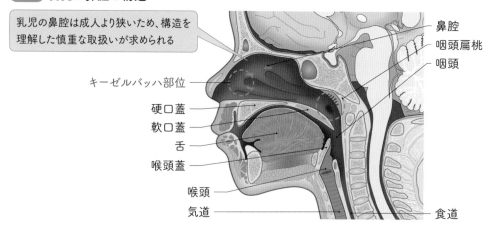

乳児の鼻腔は成人より狭いため、構造を理解した慎重な取扱いが求められる

キーゼルバッハ部位
硬口蓋
軟口蓋
舌
喉頭蓋
喉頭
気道

鼻腔
咽頭扁桃
咽頭
食道

表1 吸引時の原則

- 吸引の必要性と呼吸状態のアセスメントを行う
- 1回の吸引は10秒以内に行う
- 吸引圧は20kPa（約150mmHg）をめやすに行う
- カテーテルは長さを守る（鼻梁部から下顎角）

「漫然とした」「長時間の」「圧の強い」など、小児に苦痛だけを与える吸引は行わない！

乳児の鼻腔は成人より狭く、粘膜損傷による鼻閉など

呼吸に影響を与える恐れがあるため、

構造を理解した慎重な取扱いが求められる

図2 オリーブ管による吸引時の工夫

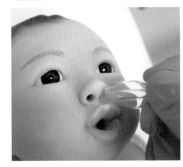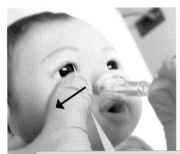

この方向に皮膚を押さえて伸展させると、吸引が容易になる（強く押さえないように注意）

オリーブ管を用いる場合は
頭部・口方向へ角度を変えて行う

　オリーブ管（小児の鼻腔吸引に用いられる管で、過度に奥へ挿入することを防ぐ）による鼻腔吸引では、頭部方向や口方向などに角度を変えて吸引すると分泌物が喀出しやすいです。また、吸引時は頬部の皮膚を図2の矢印の方向に押さえると分泌物を吸引しやすくなります。皮膚を押さえることによって鼻腔内の形が変化するためと考えられます。

吸引カテーテルの場合は、小児においても
「頭部（上向き）→方向変換」で挿入

　吸引カテーテルで粘膜が損傷すると、鼻出血で鼻閉が悪化することがあります。そのため、鼻腔の角度をイメージしてカテーテルを挿入しましょう。カテーテル挿入時は頭部方向に挿入します。挿入後すぐにカテーテルを進めず、カテーテルを起こして奥へと進めます（図3）。このように挿入することで、鼻腔内壁をカテーテルで突くことが少なくなりスムーズに挿入できます。

図3 カテーテルの挿入方法

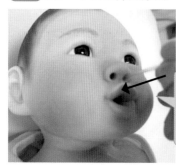

挿入直後は頭部方向に
挿入するが、鼻腔内壁を
刺激しないよう、すぐに矢
印の方向に転換する

　吸引カテーテルではオリーブ管よりも奥の咽頭付近の分泌物は吸引できますが、下気道の痰が吸引できるわけではありません。体位ドレナージ後や咳嗽で分泌物が喀出されたときに使用します。

　カテーテルによる吸引は、挿入角度に配慮していても苦痛を伴うため、小児は首を振って嫌がります。短時間に効果的に吸引をするためには介助者を呼んで実施しましょう。

参考文献
1. 稲本未来：鼻汁吸引. 小児看護 2015；38（4）：400-406.

私は こう考える

粘膜への刺激は「静かに」「短く」吸引する
（がんばりへの承認を忘れずに）

　小児に対する鼻腔吸引は、鼻腔や咽頭に貯留している分泌物の除去を行い、気道の開通を維持したり、分泌物の誤嚥を防止したりすることにあります。

　鼻腔は物理的な刺激に対して敏感で脆弱な粘膜で構成されているため、カテーテルの挿入は、苦痛や粘膜の損傷を最小限にした手技が必要となります。そのためには、原則にもあるように吸引の必要性のアセスメントを行い、粘膜への刺激が最小になるようにカテーテルを静かに挿入し、短時間で終了する必要があります。

　また、小児に対してこのような苦痛を伴う処置を行う場合は、年齢に応じた事前説明や終了後のがんばりを認める援助を行わなければ、たとえ鼻腔吸引であっても恐怖・苦痛の経験として記憶される可能性があると認識することも重要です。

（中田　諭）

酸素投与①

酸素投与器具の
装着時にはリラックスさせる

| 梅野直哉 |

　乳幼児に酸素投与器具を装着するときは、保護者（あるいは医療者）と手をつないだり、手遊びや好きなDVD・本を見たりして過ごしてもらいます。装着直後は嫌がっていた小児も、数分後には慣れることがあります（図1）。

　幼児後期（4〜6歳）・学童期（7〜12歳）では、装着前に「はぁはぁするのが楽になるよ」「苦しくなくなるよ」などと説明することによって装着してくれるようになります。

　安定して吹き流し投与ができるためには図2のようにします。呼気の経路を塞がないように固定し、口元に酸素が吹き流れるようにします。

　チューブ類が体や首に巻きつく危険があるため、チューブにテンションがかかったときに外れるように、マスクとチューブの接続部は固定しないようにします。近年では、酸素マスク等を衣服に固定する道具も販売されています（図3）。専門の材料を選択してもよいかもしれません。

参考文献
1. 原田香奈, 相吉恵, 祖父江由紀子：医療を受ける子どもへの上手なかかわり方. 日本看護協会出版会, 東京, 2013.

図1　酸素投与実施の工夫

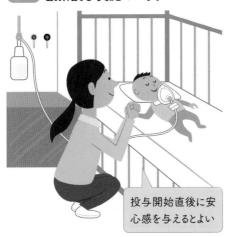

投与開始直後に安心感を与えるとよい

ここが **コツ**

投与開始直後に安心感を与えたり好きなことをさせたりすると、子どもは器具に慣れることができ、円滑に投与を継続することができる

図2 ネットにフェイスマスクを固定する方法

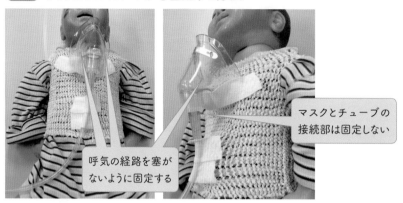

呼気の経路を塞がないように固定する

マスクとチューブの接続部は固定しない

図3 酸素マスクを固定する道具

〈接続例〉

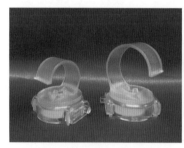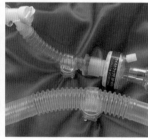

クリップエイド
（泉工医科工業株式会社）

私はこう考える
小児に対しては、適切な説明に加え苦痛を与えない工夫も求められる

　酸素投与はマスクやカニューレによる不快感を覚えやすく、小児に適切に投与するのは困難な技術といえます。また、酸素投与が必要な小児は、同時にSpO₂モニタや心電図モニタを必要とすることが多く、病態による身体の不調や行動の制約によりストレス下にあるといえます。

　小児に対する酸素投与においては発達段階に応じた説明や対応を行うのは当然のことですが、その他に必要なこととして以下のことが挙げられます。
①不快の少ない方法を選択する、②気分をそらす、③がんばりをたたえる、④親への説明を行い、協力を得る。

　本やDVDで気を紛らわしたり、手をつないだり、手遊びをして注意をそらすことを「ディストラクション」といいます。このように、気をそらしたり、手がマスクやラインにいかないようにしたりすることは、小児が苦痛なく治療を受けるために行うべき技術といえます。

（中田　諭）

目標酸素濃度を確認し、小児の状態に合わせて器具を選択する

| 梅野直哉 |

　吸入酸素濃度は、酸素補助具によって異なります（表1）。目標とする酸素濃度を医師と確認し、呼吸状態、投与方法、小児への苦痛をあわせて判断します。

　単純フェイスマスクで酸素を吹き流す方法と鼻カニューレでは、吸入酸素濃度の違いはほぼありません。どの酸素投与器具が苦痛かは、その小児によって異なります。よく観察して、より苦痛がなく安定して投与できるデバイスを選択しましょう。

表1 酸素投与器具と吸入濃度・酸素流量

酸素投与器具	吸入酸素濃度のめやす	酸素流量（L/分）
鼻カニューレ	40％以下程度	1〜6（主に1〜3L/分で使用）
単純フェイスマスク	35〜60％	6〜10
吹き流し	30〜40％	10

宮坂勝之：日本版PALSスタディガイド. エルゼビア・ジャパン, 東京, 2008：132. より一部改変

ここが コツ

酸素濃度に大きな違いはないことから、それぞれに適した器具で投与を行う

参考文献
1.　中田諭：小児クリティカルケア看護. 南江堂, 東京, 2011.

私は こう考える
高濃度酸素も小児に害を与える恐れがある

　必要な酸素が得られないと低酸素による全身状態の悪化がみられます。また反対に、高濃度酸素の投与は肺に障害をもたらすことが知られており、心臓に疾患のある小児では吸入酸素濃度の上昇が急激な循環不全の誘引になる病態も存在します。

　これらのことから、適切な吸入酸素濃度の維持は、呼吸や循環動態の維持や肺胞の障害予防にも重要なことがらといえます。必要とする酸素が適切に投与されているかをモニタなどで評価し、酸素投与の方法による違いを正しく理解して、小児の体格にあったデバイスを選択することは、小児の不快を軽減するだけでなく、治療の効果にも大きな影響を及ぼすことにつながります。

（中田　諭）

SpO₂モニタのプローブ装着では **テープを伸展させた状態で 貼らない**

| 梅野直哉 |

　SpO₂モニタの装着では、プローブを引っ張ってしまったり、足をこすってしまったりして、何度も貼り直すことがあります。小児にとって大きな負担となることから、固定方法を工夫してプローブの剥がれを予防します（図1）。

図1 小児へのプローブのつけ方

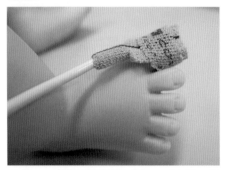

①成人と同様の貼り方でプローブを指に装着する

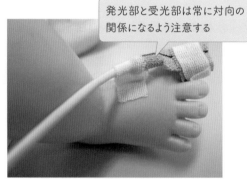

> 発光部と受光部は常に対向の関係になるよう注意する

②オメガ留めで"あそび"をつくる

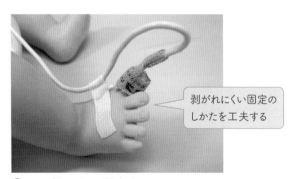

> 剥がれにくい固定のしかたを工夫する

③ループをつくって固定する

ここが コツ

テープを伸展させた状態で貼っていると貼がれやすくなるため
貼り直しが繰り返され、小児本人にも皮膚にも負担になる

　装着時には、医療機器による皮膚障害が生じる可能性を考慮することが大切です（皮膚障害は数10分程度で発生することもある）。伸縮性のあるテープは伸展させた状態で貼らないようにします。伸展させて貼ると剥がれやすくなり、皮膚を圧迫してしまいます。しっかりとまっていても、数時間に1回は巻き直しをして皮膚障害を予防します。

参考文献

1. 中田諭：小児クリティカル看護. 南江堂, 東京, 2011.
2. 清水潤三, 曽根光子：はじめてのドレーン管理. メディカ出版. 大阪, 2007：16-18.

Part
10
小児看護 ● モニタ装着

私はこう考える

小児でのSpO$_2$測定は、「体動」と「皮膚障害」に注意

　SpO$_2$モニタは、プローブを指に巻きつけるだけで脈拍数と酸素飽和度が測定できる、容易かつ有用なモニタです。プローブにはクリップ型とテープ型があり、小児は圧迫による皮膚損傷を起こしやすいことから、本文で紹介されているテープ型のものが主に用いられています。

　近年、機器側の技術進歩によって体動があってもエラーは起こりにくくなってはいますが、体動やプローブが皮膚と密着していないことによるエラーがSpO$_2$モニタの一番のネックになっています。そこで、発光部と受光部が対向になる身体の動きにくい部位に皮膚とセンサーを密着させる工夫が必要となります。

　本文で紹介されているように、プローブを安定させるためにテープによるケーブルの固定を行い、テープの圧迫による皮膚障害を起こさないよう定期的に観察することが重要となります。

（中田　諭）

乳幼児の採尿は、ある程度時間をかけてでも、手順通りに実施する

| 梅野直哉 |

　乳幼児の採尿は、採尿パック（図1）を貼りつけて行いますが、何度も漏れてしまったり、貼り直しているうちに皮膚が赤くなってしまったりします。貼付は図2の手順で行います。実施の際、保護者がいるときは協力を依頼します。貼付後は、頻繁に排尿の有無を確認します。

　重要なのは、「じっくりと手順通りに行うこと」です。朝の忙しい時間はササッとパックを貼ってしまいがちですが、あえてここに時間をかけることで容易に採れるようになります。

図1 小児用採尿パックの例

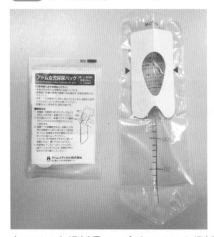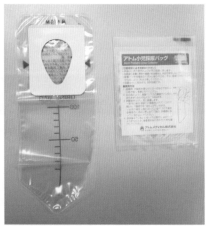

左：アトム女児採尿バッグ、右：アトム小児採尿バッグ（ともにアトムメディカル株式会社）

手順に沿って1つ1つを着実に実施すれば、急いで行うよりも、結果として容易に採尿ができる

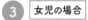

図2　採尿パックの貼り方

1
- 看護師が一番貼りやすい体勢をとる
- ほかの看護師や保護者に協力が得られる際は、小児の足を支えてもらう

2
- 陰部の周囲を清拭し、しっかりと乾燥させる

3
女児の場合
- まず会陰の中央を貼り、ペフ部分（シール部分）を左右対称的に徐々に腹部に向かって貼る。最後に下腹部を貼る

男児の場合
- 陰茎をパック内に入れ、陰茎の根元から腹部に向かって左右対称にパックを貼る

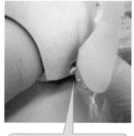

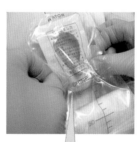

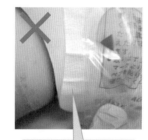

中央がずれていると、漏れの原因となるため注意

左右対称になるよう貼付する

このようなしわができないように貼付する

4
- ペフ部分（シール部分）を、しっかりと手のひらで密着させる
- 数秒、温めるように押さえる

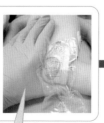

5
- 頻繁に排尿の有無を確認する
- 保護者がいるときは協力を依頼する

温めるようにして貼ることで、皮膚とシールが密着する

Part **10** 小児看護 ● 検査

痛みを伴う検査では、会話を通じて検査を受ける環境づくりを行う

| 梅野直哉 |

痛みを伴う処置時は安易な気休めの言葉をかけず、会話することを意識する

　痛みを伴う処置時には、「ちょっとで終わるからね」「大丈夫！ 大丈夫！」などの気休めの言葉は避けたほうがよいでしょう。

　また、小児が激しく泣きながら「痛いよー」と言ったときは、「どこが痛い？」と聞き返してみます。意外なことに、押さえている医療者の手が痛いと訴えたりすることもあります。

　会話をすることで、「〜しながらならできる」などと、自分で検査ができる環境を要望してくることもあります。可能な限り、会話を通じて、小児自身から検査を受けることができる環境をつくりましょう（図1）。

図1 痛みを伴う検査を受ける小児へのコミュニケーション例

小児との会話は大事！

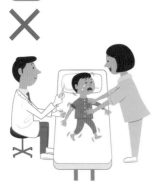

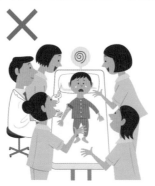

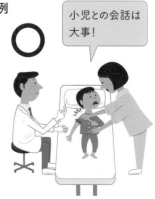

● 小児を押さえる看護師の手が、泣いている原因のこともある

● 小児の視野は狭く、多方向から話しかけられても誰の声かわからない

● 小児との会話によって"原因"を取り除くことが可能な場合もある

ここが **コツ**

安易な共感の言葉よりも、小児と会話することを心がけると、 小児の自発的参加が可能になる

小児の視野の範囲を意識して説明を行う

　小児の視野は成人と比較してとても狭いです。視野に入っていないところから、複数の声がしても誰が話しているのかはわかりません。それどころか、視野に入っている医療者の言葉も複数の声でかき消されてしまい聞こえなくなります。

　小児に説明する人をあらかじめ決めておきます。そして、小児の目線に入り会話をしながら検査を進めることで、小児に説明を聞いてもらえることが多くなるでしょう。

　図2はチャイルドビジョンといって、小児の視野を体感できるメガネです。交通

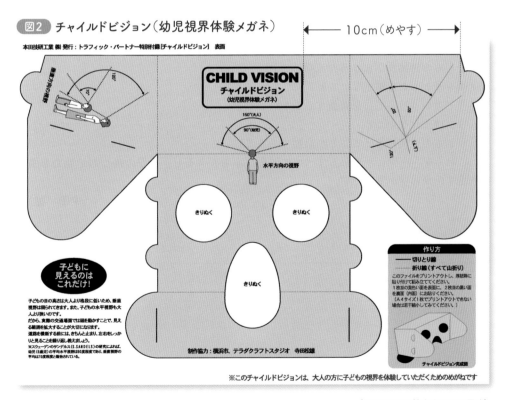

図2 チャイルドビジョン（幼児視界体験メガネ）

（およそ230％拡大することで原寸）

本田技研工業株式会社の許可を得てhttp://www.honda.co.jp/safetyinfo/kyt/partner/childvision.pdfより引用

事故の予防を目的につくられたものですが、これで処置のロールプレイをすると、小児の気持ちがわかるかもしれません。

参考文献
1. 原田香奈，相吉恵，祖父江由紀子：医療を受ける子どもへの上手なかかわり方．日本看護協会出版会，東京，2013.
2. 及川郁子：チームで支える！小児看護ベストプラクティスこどものプレパレーション．中山書店，東京，2012.

私はこう考える
小児自身が病気に向き合うよう促すはたらきを心がける

　小児が病気や入院によって引き起こすさまざまな心理的混乱に対し、準備や配慮をすることでそれによる悪影響を和らげ、小児や親の対処能力を引き出すような環境を整えることを「プレパレーション」といいます[1]。

　痛みを伴う検査や処置を実施する際には、本文で述べられているとおり気休めの言葉をかけるのではなく、小児の発達段階や状況に合わせた説明や受け止めを行います。小児に検査や処置を主体的に受け止めて行える覚悟ができるようなかかわりが必要となります。

　このようなかかわりに必要なこととして、山本らは、以下の考え方を示しています[2]。
①子どもの情緒反応にうろたえないこと
②親を子どもから離さないこと
③子どもの「待って」を尊重すること
④ウソは言わないこと
⑤子どもの疑問に答えることが必要であること

　これらを、小児にかかわるすべての医療従事者が共有し、小児の持つ対処能力を引き出すかかわりが重要です。

（中田　諭）

引用文献
1. 及川郁子，田代弘子 編：病気の子どもへのプレパレーション．中央法規出版，東京，2007.
2. 山本真充，蛯名美智子：ツールを用いなくてもできるプレパレーション．小児看護2013；36（5）：533-539.

索 引

和文

あ

アイウエオチップス……… 15
アドレナリン…………… 50

い

胃・食道逆流………………119
胃管カテーテル………117
意識 ………………… 15
意識障害…………… 15
意識レベル低下………… 15
胃穿孔………………117
痛みを伴う処置………204
胃内残量……… 170,172
いびき音……………… 11
医療ガス………………101
咽頭痛…………………119
咽頭の不快感…………119
院内迅速対応システム…… 14

う

ウィーズ………………… 11
ウイニング…………… 74

え

エアクッション………… 79
栄養管理……… 168,170
壊死組織………………135
嚥下運動………………117
嚥下機能………………150
嚥下障害……… 181,190
嚥下状況………………161
嚥下反射……… 150,164
円背………………154

お

嘔吐反射……………187

オーバードレナージ……113
オーラルアクアジェル…184
おむつ………………142
おむつフィッティング…143
オメガ留め……………114
オリーブ管……………195

か

ガーゼ… 115,134,147,187,191
カームピュア…………… 96
開口器具………………188
開口障害………………188
開口状態………………185
開口反射………………188
咳嗽 ……………… 82,93
外肋間筋……………… 27
加温加湿………………100
加温加湿器……………101
下顎呼吸……………… 27
化学性炎症……………117
下肢挙上テスト………130
加湿 ……………… 93
肩呼吸……………… 27
顎下腺………………185
カテーテル関連血流感染症
……………… 69
カテーテル関連尿路感染症
……………………145
カテーテル固定……… 45
カデキソマー・ヨウ素…134
カテコラミン同時流し… 33
カフ圧……………… 89
カフ上部吸引………… 88
カプノメータ…………125
簡易懸濁法……………173
がん化学療法薬………… 53
換気障害………………127
換気面積………………127

き

間欠的栄養投与………172
関節可動域……………… 75
間接訓練………………159
感染 ………………134
感染症……………… 16
（口腔の）乾燥………182
陥没呼吸……………… 27
灌流指標………………124

気管吸引…82,85,88,90,94,194
気管支 ……………… 11,93
気管切開………………100
気管分岐部……………… 87
気道狭窄……………… 74
気道内圧……………… 85
気道分泌物……………… 93
気道浮腫……………… 74
気泡音………………119
吸引圧……………… 85
吸引カテーテル…… 87,195
吸引時間……………… 85
吸気活動………………104
吸気時喘鳴……………… 11
吸気努力………………105
吸気流速………………105
急性呼吸窮迫症候群…73,127
急性肺障害……………… 87
吸入酸素濃度……… 102,199
急変 ……………… 9
胸郭 ……………… 73
胸腔内圧……………… 11,85
凝固機能……………… 65
狭窄音……………… 11
胸鎖乳突筋……………… 27
頬粘膜………………182
共鳴音……………… 25
局所陰圧閉鎖療法………135

虚血性腸管壊死 ………… 19
虚脱 ………………… 18
気流 ………………… 93
緊張性水疱 ………… 114

く・け

口呼吸 ……………… 185
痙性麻痺 …………… 75
経腸栄養 …………… 47
経腸栄養カテーテル …… 173
経腸栄養剤 ………… 168
頸動脈洞反射 ……… 8
経鼻チューブ …… 166,173
経皮的動脈血酸素飽和度 … 2
頸部回旋法 ………… 117
血圧 ………………… 8
血圧低下 …………… 8
血液製剤 …………… 63
血液データ ………… 65
血液培養 …………… 68
血液分布異常性ショック … 18
血管外漏出 ………… 44
血管痛 ……………… 55
血管内膜 …………… 42
血漿製剤 …………… 62
血小板製剤 ………… 63
血流障害 …………… 134
嫌気性菌 …………… 68
嫌気性代謝 ………… 132
嫌気ボトル ………… 68

こ

高カロリー輸液 ……… 30
好気性菌 …………… 68
好気ボトル ………… 68
口腔アセスメント … 178,181
口腔環境整備 … 182,186,190
口腔機能 …………… 160
口腔ケア …………… 178

口腔ケア用ウェット
　ティッシュ ………… 191
口腔化粧品 ………… 184
口腔スクリーニングツール
　…………………… 178
口腔内環境 ………… 178
口腔粘膜障害 ……… 178
高血糖 ……………… 16
口臭のマスキング効果 … 191
高張液 ……………… 59
高濃度酸素 ……… 96,102
硬膜下血腫 ………… 113
高流量酸素システム … 96,100
高流量酸素療法 …… 102,104
高流量鼻カニューレ …… 102
誤嚥 ………………… 119
誤嚥性肺炎 ……… 117,181
誤嚥予防姿勢 ……… 153
コースクラックル ……… 11
鼓音 ………………… 25
呼気終末二酸化炭素濃度 125
呼気二酸化炭素検知器 … 166
呼吸音 ……………… 10
呼吸回数 …………… 13
呼吸器合併症 ……… 87
呼吸機能 …………… 160
呼吸筋疲労 ………… 72
呼吸サイクル ……… 11
呼吸数 ……………… 77
呼吸性変動 ………… 128
呼吸性無気肺 ……… 99
呼吸不全 ………… 18,102
呼吸補助筋 ………… 73
粉状皮膚保護剤 …… 138,141
混合静脈血酸素飽和度 … 131
コンタミネーション …… 68
コンプライアンス ……… 73

さ

再開胸止血術 ……… 108
細菌性炎症 ………… 117
採血 ………………… 65
採尿 ………………… 202
採尿パック ………… 202
サイフォニング現象 …… 40
細胞浸透圧 ………… 59
左右差 ……………… 7
酸素 ………………… 122
酸素化 ……………… 98
酸素解離曲線 ……… 122
酸素中毒 …………… 99
酸素投与 ………… 197,199
酸素濃度 ………… 85,96
酸素飽和度 ……… 122,201
酸素流量 …………… 97
酸素療法 ……… 96,98,100

し

シーソー呼吸 ……… 27
耳下腺 ……………… 185
自己（事故）抜去 …… 117
歯垢 ……… 181,183,186
自己摂取 …………… 156
自浄作用 …………… 182
視診 ………………… 27
姿勢調整 …………… 150
自然呼吸 …………… 77
事前情報 …………… 3
失禁 ………… 140,143,145
失禁関連皮膚炎 …… 142
湿潤環境 …………… 148
室内気 ……………… 101
歯肉炎 ……………… 183
遮光方法 …………… 55
重症肺炎 …………… 127
重力 ………………… 93
主気管支 …………… 84

受光部 …………………… 201
手術後創部感染 ……… 136
出血性ショック ……… 61
手動加圧 ……………… 85
循環血液量減少性ショック
　………………………… 18
循環作動薬 …………… 50
上気道狭窄 …………… 72
常在細菌叢 …………… 181
漿膜性心膜 …………… 110
静脈栄養 ……………… 47
静脈炎 …………… 42,46
食事介助 …… 150,153,156
触診 …………………… 21
褥瘡 …………………… 147
徐呼吸 ………………… 13
ショック ……………… 18
ショックスコア ……… 19
ショックの5P ……… 18
ショックの5徴候 …… 18
徐脈 …………………… 8
シリンジ交換 ………… 34
シリンジ採血 ………… 66
シリンジポンプ …34,40,50
心エコー ……………… 110
心外閉塞・拘束性ショック
　………………………… 18
心外膜 ………………… 110
真空管採血 …………… 66
心原性ショック ……… 18
人工呼吸管理 …… 72,75,82
人工呼吸器関連肺炎 … 88
人工呼吸ケア ……… 72,75
人工心肺 ……………… 108
人工唾液 ……………… 184
人工鼻 ………………… 100
深呼吸 ………………… 93
深触診 ………………… 21
新鮮凍結血漿 ………… 62

心タンポナーデ ……… 110
心停止 ………………… 8
浸透圧比 ……………… 43
心囊 …………………… 110
心囊・胸骨下（前縦隔）
　ドレナージ ………… 108
心肺蘇生法 …………… 167
心負荷 ………………… 59
深部組織損傷 ………… 148
心膜 …………………… 110
心膜腔 ………………… 110

す

水頭症 ………………… 113
水疱 …………………… 147
水泡音 ………………… 11
睡眠薬 ………………… 17
頭蓋内圧 ……………… 113
ステノン管 …………… 185
ストーマ周囲皮膚障害 … 137
ストライダー ……… 11,74
スポンジブラシ …… 160,187
ずり下がり …………… 95
ずれ …………………… 147

せ

清拭用ワイプシート … 146
生体情報モニタ ……… 5
生理的死腔 …………… 127
咳 ……………………… 157
舌運動 ………………… 151
舌下腺 ………………… 185
赤血球製剤 …………… 63
摂食嚥下障害 ………… 150
摂食嚥下リハビリテーション
　………… 157,159,161,163
絶食期間 ……………… 170
設定流量 ……………… 104
舌背 …………………… 163

セルセーバー ………… 108
線維性心膜 …………… 110
洗口液 …………… 184,191
前向性健忘 …………… 17
洗浄 …………… 136,145
浅触診 ………………… 21
喘鳴 …………………… 11
せん妄 ………………… 16
線毛運動 ……………… 93
線溶現象 ……………… 108

そ

創縁の新鮮化 ………… 136
臓器灌流異常 ………… 14
早期離床 ……………… 76
創傷 …………………… 134
創傷衛生 ……………… 136
創傷の被覆 …………… 136
創傷被覆材 …………… 147
臓側心膜 ……………… 110
蒼白 …………………… 18
創離開 ………………… 134

た

体圧管理 ……………… 147
体位ドレナージ …… 90,94
体温 …………………… 2
代謝性アルカローシス … 119
代償耐性 ……………… 127
体動範囲 ……………… 39
大動脈炎症候群 ……… 6
大動脈解離 …………… 6
体熱感 ………………… 2
唾液 …………………… 185
唾液腺開口部 ………… 185
唾液腺マッサージ …… 185
ダカルバジン ………… 55
濁音 …………………… 25
打診 …………………… 24

打診器 ・・・・・・・・・・・・・・・・・ 25
痰 ・・・・・・・・・・・・・・・・・・・ 82
断続性副雑音 ・・・・・・・・・・ 84
痰詰まり ・・・・・・・・・・・・・・100

ち

致死性不整脈 ・・・・・・・・・・・・ 8
チャイルドビジョン ・・・・・・205
注射薬 ・・・・・・・・・・・・・・・・・ 57
中心静脈圧 ・・・・・・・・・・・・129
中心静脈栄養法 ・・・・・・・・・・ 30
中心静脈カテーテル ・・・・・・ 30
中心静脈ライン ・・・30,33,37,39
中枢気道 ・・・・・・・・・・・・・・ 90
腸管運動促進薬 ・・・・・・・・・170
腸管機能低下 ・・・・・・・・・・・119
腸管内停滞時間 ・・・・・・・・・169
聴診 ・・・・・・・・・・・・・・・・・・ 10
直接訓練 ・・・・・・・・・・・・・・159

て

低栄養 ・・・・・・・・・・・・・・・・134
低カリウム血症 ・・・・・・・・・119
低血糖 ・・・・・・・・・・・・・・・・ 16
低酸素 ・・・・・・・・・・・・・・・・134
低酸素血症 ・・・・・・・・・・・・・ 85
低髄圧症状 ・・・・・・・・・・・・111
ディスタール ・・・・・・・・・・・ 31
ディストラクション ・・・・・・198
低張液 ・・・・・・・・・・・・・・・・ 59
低ナトリウム血症 ・・・・・・・ 16
笛音 ・・・・・・・・・・・・・・・・・・ 11
滴下調整 ・・・・・・・・・・・・・・ 53
滴定酸度 ・・・・・・・・・・・・・・ 43
デブリードマン ・・・・・・・・・136
電解質異常 ・・・・・・・・・・・・・119
デンタルリンス ・・・・・・・・・191

と

橈骨動脈 ・・・・・・・・・・・・・・・・6
等張液 ・・・・・・・・・・・・・・・・ 61
糖尿病性ケトアシドーシス
　・・・・・・・・・・・・・・・・・・・・ 16
糖尿病性昏睡 ・・・・・・・・・・・ 16
動脈圧 ・・・・・・・・・・・128,130
動脈圧波形 ・・・・・・・・・・・・128
動脈血酸素分圧 ・・・・・・・・・122
動脈硬化 ・・・・・・・・・・・・・・・・6
トータルフェイスマスク ・・ 81
ドパミン ・・・・・・・・・・・・・・ 50
ドブタミン ・・・・・・・・・・・・ 50
トラキマスク ・・・・・・・・・・100
努力呼吸 ・・・・・・・・・・・ 27,73
ドレーン固定 ・・・・・・・・・・114
ドレッシング材 ・・・・・・・・・147
ドレナージ ・・・・・・・・・・・・ 90
呑気 ・・・・・・・・・・・・・・・・・・ 77

な

内皮細胞 ・・・・・・・・・・・・・・ 42
内服薬投与 ・・・・・・・・・・・・173

に

肉芽形成 ・・・・・・・・・・・・・・135
二酸化炭素分圧 ・・・・・・・・・125
二重胃管 ・・・・・・・・・・・・・・117
乳酸 ・・・・・・・・・・・・・・・・・・132
認知機能 ・・・・・・・・・・・・・・161

ね

練状皮膚保護剤 ・・・・・・・・・139
捻髪音 ・・・・・・・・・・・・・・・・ 11

の

脳圧亢進 ・・・・・・・・・・・・・・111
脳室縮小 ・・・・・・・・・・・・・・111
脳室ドレーン ・・・・・・・・・・111

脳ヘルニア ・・・・・・・・・・・・113
ノルアドレナリン ・・・・・・・ 50

は

バイオフィルム ・・・・・・・・・136
敗血症 ・・・・・・・・・・・・ 14,17
配合変化 ・・・・・・・・・・・・・・ 57
バイタルサイン測定 ・・・・・・・2
肺動脈カテーテル ・・・・・・・131
バイトブロック ・・・・・・・・・188
ハイドロコロイド
　ドレッシング材 ・・・・・・・147
ハイドロポリマー ・・・・・・・147
排便コントロール ・・・・・・・141
肺胞低換気 ・・・・・・・・・・・・127
パクリタキセル ・・・・・・・・・ 53
パッキング ・・・・・・・・・・・・ 82
発光部 ・・・・・・・・・・・・・・・・201
発達段階 ・・・・・・・・・・・・・・198
発痛物質 ・・・・・・・・・・・・・・ 55
パッド ・・・・・・・・・・・・・・・・143
歯ブラシ ・・・・・・・・・・・・・・186
バリア機能 ・・・・・・・・・・・・140
パルスオキシメータ ・・・4,122

ひ

ヒーター ・・・・・・・・・・・・・・100
ヒーターワイヤー ・・・・・・・101
鼻腔 ・・・・・・・・・・・・・・・・・・194
鼻腔吸引 ・・・・・・・・・・・・・・195
非侵襲的血圧 ・・・・・・・・・・・130
非水性注射液 ・・・・・・・・・・・ 53
皮膚障害 ・・・・・・・・・・・・・・140
皮膚損傷 ・・・・・・・・・・・・・・145
皮膚トラブル ・・・・・・・・・・142
皮膚被膜剤 ・・・・・・・・114,134
皮膚保護剤 ・・・・・・・・・・・・114
表皮剥離 ・・・・・・・・・・・・・・147
表面張力 ・・・・・・・・・・・・・・ 54

鼻翼呼吸 …………… 27,73
鼻翼固定部の皮膚損傷 …119
びらん ……… 138,141,147
頻呼吸 ……………… 13

ふ

ファインクラックル …… 12
フィルムドレッシング材
　……………… 115,147
吹き流し投与 ………197
腹部膨満 …………… 77
不顕性誤嚥 ……… 157,181
浮腫 …………… 114
不整脈 ……………4
フッキング法 ………… 21
プラーク ……………181
プライミング・ボリューム
　……………… 33
ブラッシング …………186
フルフェイスマスク …… 81
プレパレーション ……206
プローブ ……………200
フローボリュームカーブ … 84
プロキシマール ………… 31
分時換気量 …………… 96

へ

平均血圧 …………130
閉塞性呼吸障害 ………127
壁側心膜 …………110
ヘパリン化 …………108
便失禁 ……………140
ベンチュリマスク ……102

ほ

膀胱留置カテーテル ……145
ポジショニング …………94
発赤 ……………140

ま

摩擦 ………………147
マスクフィッティング …… 79
末梢血管収縮作用 ……… 50
末梢循環不全 ……………124
末梢静脈ライン ……42,44,46
末梢静脈ルート ……… 59
末梢挿入式中心静脈
　カテーテル ……… 47
麻痺 ………………154

み

水先投与 …………168
脈圧変動 …………130
脈波 ……………4
脈拍 ……………4
脈拍触知不能 ……… 18
脈拍測定 ……………4,6
ミルキング …………108

む

無気肺 ……… 87
無菌的操作 ……… 69
むせ ………………157

め・も

命令嚥下の5期モデル …161
メディアル ……… 31
免疫能低下 …………134
モニタ装着 …………200

や・ゆ・よ

薬液 ……………… 48
薬剤投与 …………48,50,53
誘導チューブ…………109
輸液投与 ……… 59
輸液ポンプ ………40,48
輸液ライン …………37,39
輸血確認プロトコル……… 64

油性軟膏 …………140
（呼吸の）ゆらぎ……… 72
溶血 ……… 59

ら・り

ライズタイム……… 80
リーク ……… 79
リクライニング位 …… 150
リクライニング車椅子 …153
リハビリテーション …… 75

る・れ・ろ

ルート固定 ……… 44
冷汗 ……… 18
連続的心係数 …………132
連続的心拍出量 …………132
ロンカイ ……… 11

わ

ワルトン管 …………185

欧文

ABCDEバンドル ……… 76
ABCD-Stoma® ………139
ABP（arterial blood
　pressure）…………130
AIUEO TIPS …………… 15
ALI（acute lung injury）87
ARDS（acute respiratory
　distress syndorome）
　……………73,127
Beckの3徴 …………110
CAUTI（catheter
　associated urinary tract
　infection）…………145
CCI（continuous cardiac
　index）…………132
CCO（continuous cardiac
　output）…………132

CO_2ナルコーシス·····99,125
coarse crackles··········11
CPR（cardiopulmonary
　resuscitation）········167
CRBSI（catheter-related
　blood stream infections）
　················69
CVC（centralvenous
　catheter）··············30
CVP（central vein
　pressure）············129
CVカテーテル········30,33
Diazo-IC···············55
Distal·················31
drainage··············90
DTI（deep tissue injury）
　··················148
$EtCO_2$···············125
FFP（fresh frozen plasma）
　··················62
fine crackles···········12
flow volume···········84
GRV（gastric
　residualvolume）······172
HFNC（high-flow nasal
　cannula）············102
IAD（incontinence-
　associated dermatitis）
　··················142
Kポイント·········186,188
MAP（mean arterial
　pressure）············130
Medial················31

National Early Warning
　Score················14
NEWSスコア···········14
NIBP（non-invasive blood
　pressure）············130
NPPV···············77,79
OAG（Oral Assessment
　Guide）··············178
OHAT-J（Oral Health
　Assessment Tool日本語
　版）·················178
$PaCO_2$···············125
pallor················18
PaO_2···········98,122
PC（platelet concentrate）
　··················63
PEGチューブ···········173
perspiration···········18
PI（perfusion index）···124
PICC（peripherally
　inserted central
　catheter）···········47
PPV（pulse pressure
　variation）···········130
priming volume·········33
prostration············18
Proximal··············31
pulmonary insufficiency18
pulselessness··········18
q-SOFA··············17
RBC（red cell
　concentrate）··········63
rhonchi···············11

Rise Time············80
ROM（range of motion）
　··················75
RRS（rapid response
　system）·············14
Sequential Organ Failure
　Assessment Score···14
SO_2···············122
SOFAスコア···········14
SpO_2·········2,4,98,122
SpO_2モニタ···········200
SSI（surgical site infection）
　··················136
stridor············11,74
$S\bar{v}O_2$············131
SVV（stroke volume
　variation）···········130
TIMEコンセプト········136
VAP（ventilator-
　associated pneumonia）
　··················88
wheezes·············11
wound hygiene concept
　··················136
X線画像··············166

数字・その他

γ 数················50
Ⅰ型呼吸不全··········104
1回換気量············96
1回心拍出量変動······130
2型糖尿病············16

こうすればうまくいく！

看護ケアの「コツ」と「わざ」

2023年6月5日　第1版第1刷発行	監　修	道又　元裕
	編　著	露木　菜緒
		清水　孝宏
	発行者	有賀　洋文
	発行所	株式会社　照林社
		〒112-0002
		東京都文京区小石川2丁目3-23
		電話　03-3815-4921（編集）
		03-5689-7377（営業）
		https://www.shorinsha.co.jp/
	印刷所	共同印刷株式会社